社会脳
シリーズ
2

道徳の神経哲学

神経倫理からみた社会意識の形成

苧阪直行 編

新曜社

Social Brain Series Vol. 2

Morality of Neurophilosophy

(Series Editor, Naoyuki Osaka)

「社会脳シリーズ」刊行にあたって

苧阪直行

脳というわずか1リットル半の小宇宙には、銀河系の星の数に匹敵するほどの膨大な数のニューロンがネットワークを形成し、相互に協調あるいは抑制し合いながら、さまざまな社会的意識を生みだしているが、その脳内表現についてはほとんどわかっていない。

17世紀、デカルトは方法的懐疑によって、思考する主体としての自己を「われ思うゆえにわれあり」という命題に見出し、心が自己認識のはたらきをもつことを示した。しかし、デカルトは、この命題を「われ思うゆえに社会あり」あるいは「われ思うゆえに他者あり」というフレームにまで拡張したわけではなかった。自己が社会の中で生かされているなら、それを担う脳もまた社会的存在だといえよう。しかし、自己と他者を結ぶきずなとしての社会意識がどのように脳内に表現されているのかを探る気の遠くなる作業は、はじまったばかりである。そして、この作業は実に魅力ある知的冒険でもある。

脳の研究は20世紀後半から現在に至るまで、その研究を加速させてきたが、それは主として「生物脳（バイオロジカル・ブレイン）」の軸に沿った研究であったといえる。しかし、21世紀初頭から現在に至る10年間で、研究の潮流はヒトを対象とした「社会脳（ソシアル・ブレイン）」あるいは社会神経科学を軸とする研究にコペルニクス的転回をとげてきている。社会脳の研究の中核となるコンセプトは心の志向性（intentionality）にある。たとえば目は志向性をもつが、それは視線に他者の意図が隠されているからである。志向性は心の作用を目標に向けて方向づけるものであり、社会の中の自己と他者をつなぐきずなの基盤ともなる。人類の進化とともに社会脳は、その中心的な担い手である新皮質（とくに前頭葉）のサイズを拡大してきた。霊長類では群れの社会集団のサイズが脳の新皮質の比率と比例するといわれるが、なかでもヒトの比率は最も大きく、安定した社会的つながりを維持できる集団成員もおよそ150名になるといわれる（Dumber 2003）。三人寄れば文殊の知恵というが、この程度の集団成員に達すれば新しい創発的アイデアも生まれやすく、新たな環境への適応も可能になり、社会の複雑化にも対応できるようになる。一方、社会脳は個々のヒトの発達のなかでも形成される。たとえば、幼児は個人差はあるが、およそ4歳以降に他者の心を理解するための「心の理論（theory of mind）」をもつことができるようになるといわれるが、これはこの年齢以降に成熟してゆく社会脳の成熟とかかわりがあるといわれる。他者の心を理解したり、他者と共感するためには、他者の意図の推定ができることが必要であるが、このような能力はやはりこの時期にはじまる前頭葉の機能的成熟がかかわるのである。志向的意識やワーキングメモリがはたらきはじめる時期とも一致するのである。オキシトシンやエンドルフィンなどの分泌性ホルモンも共感を育む脳の成熟を助け、社会的なきずなを強めたり、安心感をもたらすことで社会脳とかかわることも最近わかってきた。

社会脳の研究は、このような自己と他者をつなぐきずなである共感がなぜ生まれるのかを社会における人間とは何かという問いを通して考える。たとえば共感からどのように笑いや微笑みが生まれるのか、さらにヒトに固有な利他的行為がどのような脳内表現をもつのかにも探求の領域が拡大されてゆくのである（苧阪 2010）。共感とは異なる側面としての自閉症、統合失調症やうつなどの社会性の障害も社会脳の適応不全とかかわることもわかってきた。

さて、脳科学は理系の学問というのが相場であったが、近年人文社会科学も含めて心と脳のかかわりを再考しようとする動きが活発になってきた。たとえば社会脳の神経基盤を研究しその成果を社会に生かすには、自己と他者、あるいは環境を知る神経認知心理学（ニューロコグニティヴサイコロジー）、良心や道徳、さらに宗教については神経倫理学（ニューロエシックス）、美しさや芸術的共感については神経美学（ニューロエステティクス）、何かをほしがる心、意思決定や報酬期待については神経経済学（ニューロエコノミックス）、社会的存在としての心については神経哲学（ニューロフィロソフィー）、ことばとコミュニケーションについては神経言語学（ニューロリンギスティックス）、小説を楽しむ心については神経文学（ニューロリテラチュア）、乳幼児の発達や創造的な学びについては神経発達学（ニューロディベロプメンツ）、加齢については神経加齢学（ニューロエージング）、注意のコントロールとワーキングメモリについては神経注意学（ニュ

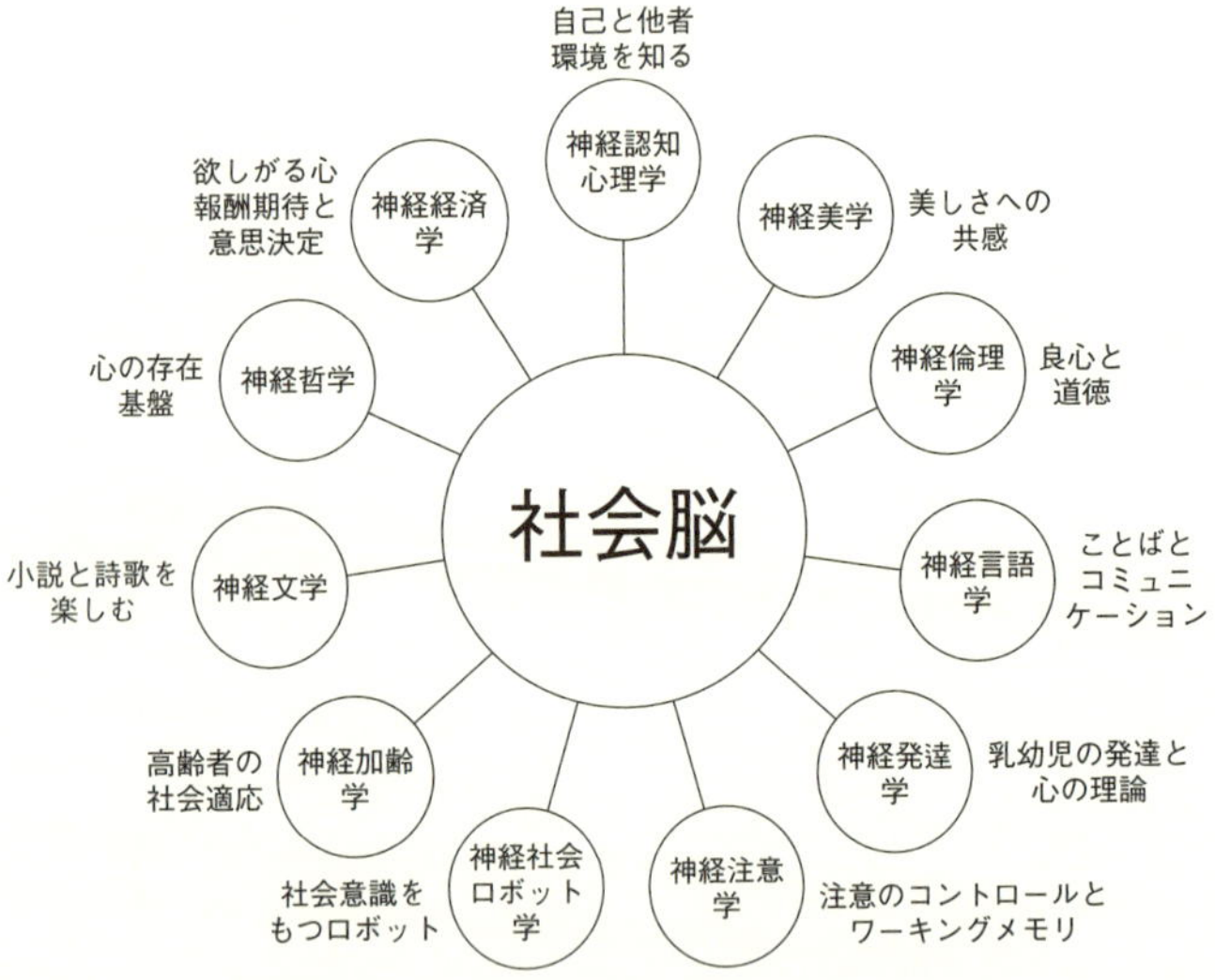

社会脳にかかわるさまざまな学術分野の一例

ーロアテンション）、さらにこれらの社会脳の成果を近未来的ブレインマシンインターフェイスで実現する神経社会ロボット学（ニューロソシアルロボティックス）などの新たな学術ルネサンスがその開花をめざして、そのつぼみを膨らませている。驚くべきことに、いずれも「神経」の後に続くのは多くは文系諸学科の名前であり、社会脳研究が理系と文系の学問を橋渡しし、新たな知識の芽生えを準備する役割をもつことを暗示している。筆者は鋭い理系のクワをもって豊かな文系（人文知）の畑を耕すことが社会脳研究という先端科学を育てる手だてであると信じている。これらの新領域の学問は上の図のように多様な側面から社会脳に光を当てることになろう。

さて、科学（サイエンス）という言葉は

ラテン語の scientia に由来しており、これは知識を意味する。これに、con（集める）という接頭辞をつけると conscientia となり知識を集める意味になり、さらにこれは意識（consciousness）や良心（conscience）の語源ともなり、科学は社会に根差した営為であることが示唆されている（苧阪 2004）。「社会脳」の新分野は21世紀の新たな科学の研究スタイルの革命をもたらし、広大な領域に成長しつつあるのである。社会脳は人文社会科学と自然科学が協調しあって推進していく科学だともいえる。

この「社会脳シリーズ」がめざすのは、脳の中に表現された社会の姿をあらためて人文社会科学の俎上にのせて、これを広く「社会脳」の立場から再検討し、この近未来の新領域で新たな学術ルネサンスが開花する様子をスケッチすることである。社会脳のありようが人間とは何か、自己とは何かという問いに対する答えのヒントになることを願っている。本シリーズが社会脳研究の新たな展開と魅力を予感させ、多くの読者がこの分野に興味を向けてくれることを期待している。

社会脳の最近の動向を知りたい読者のためには、英文書籍ではあるが最近出版されたばかりの Decety & Cacioppo（2011）をはじめ、Cacioppo, Visser & Pickett（2006）、Cacioppo & Berntson（2005）、Decety & Ickes（2009）、Harmon-Jones & Beer（2009）、Harmon-Jones & Winkielman（2007）、Taylor（2002）、Todorov, Fiske & Prentice（2011）や Zelazo, Chandler & Crone（2010）などが参考になろう（巻末文献欄を参照）。一方、本邦ではこの領域での理系と文系の溝が意外に

深いため、本格的な社会脳関連の出版物がほとんどないことが悔やまれる。

なお、Cacioppo et al.（eds.）（2002）*Foundations in Social Neuroscience* では２００２年以前に、また Cacioppo & Berntson（eds）（2005）*Social Neuroscience* には２００５年以前に刊行された主要な社会神経科学の論文がまとめて見られるので便利である。

社会神経科学領域の専門誌として、２００６年から *Social Neuroscience*（2006–）や *Social Cognitive and Affective Neuroscience*（2006–）の刊行が始まっている。なお、日本学術会議「脳と意識」分科会（http://www.social-brain.bun.kyoto-u.ac.jp/）でも２００６年から社会脳を多くのシンポジウムで取り上げてきた（その講演をもとに書き下ろしていただいた原稿も本シリーズに含まれている）。

【社会脳シリーズ】

1　社会脳科学の展望——脳から社会をみる

2　道徳の神経哲学——神経倫理からみた社会意識の形成（本書）

以下続刊

・美しさと共感を生む脳——神経美学

・報酬を期待する脳——神経経済学

・注意を制御する脳——神経注意学

・小説を楽しむ脳——神経文学

・自己を知る脳、他者を理解する脳——神経認知心理学

社会脳シリーズ2『道徳の神経哲学』への序

社会脳シリーズの第1巻『社会脳科学の展望』では、多岐にわたる社会脳研究の現在を脳から社会を見るという視点で展望するという試みを行った。

第2巻からは、本シリーズの「刊行にあたって」に示した社会脳研究の諸分野のモデル図に即して、それぞれの領域における社会脳研究の最前線を見てゆく。

本巻（第2巻）では、ヒトが適応的な社会生活を営むにあたって、社会的存在としての心や、その行動規範を導く社会倫理や道徳を中心とした「社会脳」のはたらきをみてゆく。第1巻と同様に、最新の機能的磁気共鳴画像法（fMRI）やポジトロン断層法（PET）などの脳イメージングの方法と洗練された実験心理学の手法を組み合わせて道徳とその関連領域のパズルを解いていきたい。神経哲学（Neurophilosophy：ニューロフィロソフィー）と神経倫理学（Neuroethics：ニューロエシックス）が本巻の中心となる。社会脳研究がはらむ倫理的問題を哲学的論議をまじえて、近未来社会を射程にいれつつ人文社会的な視座から取り上げている。従来、認知神経科学や社会脳ではあまり扱われることのなかった、道徳や公正などの社会規範、さらに規範からの逸脱行為と社会脳のかかわりを、具体的な社会とのかかわりの中で考えてゆく。たとえばBMI（ブレインマシンインターフェース）はヒトと機械を結び、ヒトの心や身体の能力をエンハンスする（高める）有用な技術であるが、この最新技術がその将来的発展の方向を誤らないように見守ってゆく必要がある。本巻では伝統的な倫理では想定できない事態にも対応してゆける緊急を要する提案が、現状の紹介とともになされている。

神経哲学や神経倫理学の分野では、よく思考実験が用いられる。たとえばジレンマ・ゲームやギャンブリング・ゲームでは、いくつかの競合的あるいは協調的条件を組み合わせて、想定実験を行っている場合の脳活動を観察することが多い。たとえばブレーキが故障して暴走してきたトロッコを、最小の犠牲者でストップさせるにはどうすればよいかといった道徳的ジレンマの判断をさせるトロッコ問題などがある。

第1章では、こうした道徳的ジレンマの問題を、ｆＭＲＩによる検討を通して神経哲学・倫理学の視座から検討してゆく。このレビューでは、道徳的ジレンマの解決には前頭葉の内外側領域がかかわることが多いことが示されると同時に、その脳機能のモデルが紹介されている。道徳をさらに一歩進めて、社会倫理にまで展望を広げると、さまざまな眺望が開けてくる。医療面からみると、たとえば精神的疾患をもつ患者の治療のため開発された薬物が、スマートドラッグとして健常者の心的機能をエンハンスするために用いられたりすることがもたらす影響がある。そして、この影響が社会の在り方や人間観にも影響が出てくる可能性が指摘されている。

第2章では、神経哲学の立場から自由意思の問題が検討される。われわれは自分の行動が自由な意思によって決定されると信じているが、それはほんとうにそうなのかを有名なリベットの実験の検討を通して考える。たとえば、ある薬物依存症では前頭前野のような行動のプランや衝動抑制にかかわる領域の機能低下をもたらすことがある。それが人格の変化を誘導し、さらに結果的に反社会的行動を惹起した場合、その責任はどこに帰着するのであろうか？　薬物が人格の同一性を損なうような変性をもたらす場合は自由な意思は保障されるのか？　さらに、その行動が無意識になされた場合はどうなるのか？　そこには深刻だが、実に興味深い問題が次々と立ち現れてくる。

第3章では、このような問題をさらに医療倫理や生命倫理の立場に展開して、患者や被験者の保護の問題ともかかわることを示す。医療現場における個人情報（脳活動の記録からゲノム情報まで）に配慮し、神経倫理を考える必要がある。マスメディアでは、脳がわかれば何でもわかる、などといった脳神話が喧伝されることが多く、それを受け取る素人には過大に評価されがちである。結果的に脳科学に過大な期待を抱かせ、近未来の高度情報化社会において想定外のリスクをもたらす可能性もないとはいえない。社会脳の脳内ネットワークの研究の展開に合わせて神経倫理学がその芽を出そうとしているが、その芽を上手に育ててゆくことが必要である。

第4章では、エンハンスメントの問題を神経倫理や社会道徳の視点から取り上げる。スポーツでは薬物によって機能強化をはかることはドーピング行為として禁止される。しかし、ふつうの健常人が治療を超えて薬物などによって身体的あるいは心的機能を強化することをエンハンスメントと呼んでいる。たとえば、スマートドラッグと呼ばれる認知能力を一時的に高めるニューロエンハンスメントの薬物としてのリタリンは集中力を高める効果があり、米国では試験期間にはいるとこれを摂取して試験に臨む学生がいるという。このような薬物によるニューロエンハンスメントは社会を公正に保つといった意味でも問題になるかもしれない[1]。エンハンスメントに対する擁護派と反対派の論争が続く中で、BMI問題と並んで神経哲学や神経倫理の立場から早急に論議が深められることが期待されている。反対派はヒトを操作や制御の対象とする点を問題にし、自己像の改変さえ生みだす可能性を問題にするが、一方では、人間は自由意思のもとで自己の心的能力を自ら変える権利をもつという擁護派の考えもあるので事態はなかなか複雑である。

第5章では、BMIの試みなど紹介し、同時にその問題点も指摘する。社会脳を積極的に生かすためにこれを機械やシステムと結びつけるBMI技術があることはすでに述べたが、この分野ではすでに臨床的な実験が実施されておりまた、実用化されているものもある。たとえば、深部脳刺激（DBS）でパーキンソン病などの運動障害を軽減する治療、うつなどの精神疾患への適用などが報告されている。これらが、電気刺激を脳の神経に送るタイプの入力型であるのに対して、脳からコンピュータへと情報を出す出力型の例として、たとえば四肢のまひ患者やALS患者が、考えるだけでコンピュータなどを操作できるBMIも実現されている。これは第二の身体の誕生といえるし、バーチャルリアリティーの世界に拡張されれば新たなコミュニケーションの手立てともなると考えられるが、一方ではこのタイプの技術が心の読み取り（マインドリーディング）、さらにはマインドコントロールのような心の内面に及ぶようになると神経倫理学的な問題が出てくる。しかし、筆者はマインドリーディングについては、それがどの程度の心の読み取りであり、何を目的としているのかによって評価は違ってくるように思われる。今のところ、この働きとかかわると推定される心の理論（他者のこころや意図を読み取るメカニズム）の解明さえメドがついていない状況では、嘘発見器レベルの話題と大差がないように思われる。ＢＭＩによって人格の同一性が損なわれることがないように、そしてこの技術が戦争や犯罪、そして個人のこころのコントロールに用いられることのないことを祈りたい。ＢＭＩ技術については、治療に用いられる場合はむろん、一般的に用いられる場合にも安全性とともにその技術がもつ倫理面の問題が検討される必要がある。

第6章では、笑いやユーモアの理解といった社会脳のはたらきを考える。神経哲学や神経倫理学にとって社会脳は興味深い対象であるが、一方では楽しいという情動経験がなぜ笑いというこころの状態をもたらすのかを解明することも重要である。笑いも道徳や社会倫理と密接にかかわっており、心の存在基盤となる神経哲学ともかかわりをもつ。ヒトのみが笑う動物であると考えられているが、ではなぜヒトは笑うのか？という疑問に社会脳は答えることができるであろうか？　笑いはきわめて社会的現象であり、恰好の社会脳研究の課題である。この章では、なぜ笑うのかという古代ギリシャ以来の哲学的課題をＰＥＴ（ポジトロン断層法）を用いた神経哲学的アプローチによって、ユーモアやジョークを取り上げている。笑いが脳にもたらす変化を観察すると、楽しさがという情動経験が、側坐核などの脳の報酬系ともかかわることが明らかになってきた。ブラックユーモアなど社会的規範や倫理から逸脱しがちなジョークが社会脳の特定領域の活動とかかわることもわかってきた。笑いの神経哲学が思いがけない社会脳のはたらきの一端を明らかにするかもしれない。

第7章では、第1章や第5章で取り上げた問題をさらに歴史を遡りながら掘り下げている。すでにみたように、BMIは視聴や聴覚に障害をもつ患者に人工網膜や人工内耳を実装し、意図を伝えることでコンピュータを操作し第二の身体をもつことを可能にしてきた。しかし、このようなエンハンスメント技術が人格にまで影響をもつことになると問題が生じてくる。たとえば、すでに述べたように脳の内部に電極を挿入して脳の特定の領域を刺激することでうつや精神疾患の患者の治療を行うDBSの手法は比較的古くから医療現場で用いられてきたが、たとえば統合失調症に適用されたケースなどではかなり疑問を残すものもあるといわれる。過去の実際の医療現場からのBMIがらみのデータを詳細に吟味し、将来の健全なBMIの発展に生かすことも重要な神経倫理の責務であるといえるのである。

第8章では視点を変えて、道徳意識や嫌悪感情が裁判の判決にどのような影響を及ぼすかを考えてみたい。本邦でも2009年から裁判員制度が始まり、法律の専門家ではない一般人が抽選によって選ばれ、刑事裁判にかかわることが多くなってきた。この制度は、国民の常識的な道徳意識を裁判に反映させようとの意図のもとで導入された。しかし、健全な社会常識や道徳意識も嫌悪感情の影響を免れ得ない。嫌悪感情は社会脳がもつ情動という心のはたらきのネガティブな側面を示し、たとえば、最近のｆＭＲＩなどの実験は内側前頭前野が自分の属さない外集団の構成員への嫌悪感情とかかわることを示唆している。この点について、とくに神経倫理からの検討が必要とされているが、ここではこれを、リーガル・モラリズムと呼ばれる法哲学上の立場から検討している。陪審員の嫌悪感情が道徳的判断に影響するなら、当然法的判断に影響をもつことになり、ここに必ずしも合理的でない判断がまぎれこむ可能性がある。このように身近な裁判にまで一般人がかかわることで新たな道徳の神経倫理の問題が生じているのであれば、これは社会脳科学が検討すべき課題の一つであろう。

本巻が、多くの読者に、社会脳の解明のプロセスの中で神経哲学と神経倫理学が相互にクロスし合う新たな学問がはらむシリアスな問題に、気づいてほしいと願っている。本書を一読していただけば、社会脳がもつ魅力（魔力?）を感じていただけると思うし、また来るべきＢＭＩ社会の光と影の部分が織りなすＳＦ的世界をファンタジー小説を読むように楽しんでいただけると思っている。社会脳を構成する諸分野のうち、神経社会ロボット学や神経発達学と内容的に重なる事項については本巻ではできるだけ避けることとした。

最後に、最近の研究を紹介する原稿をいただいた著者各位には心より御礼を申し上げたい。また、新曜社の塩浦暲氏には編集上のアドバイスいただいたことに感謝したい。

２０１２年10月22日

芋阪直行

注

［1］ クリングバーグ著／苧阪直行訳　２０１１『オーバーフローする脳——ワーキングメモリへ限界への挑戦』新曜社　参照。ニューロエンハンスメントによるワーキングメモリや集中力の増強についての報告がある。

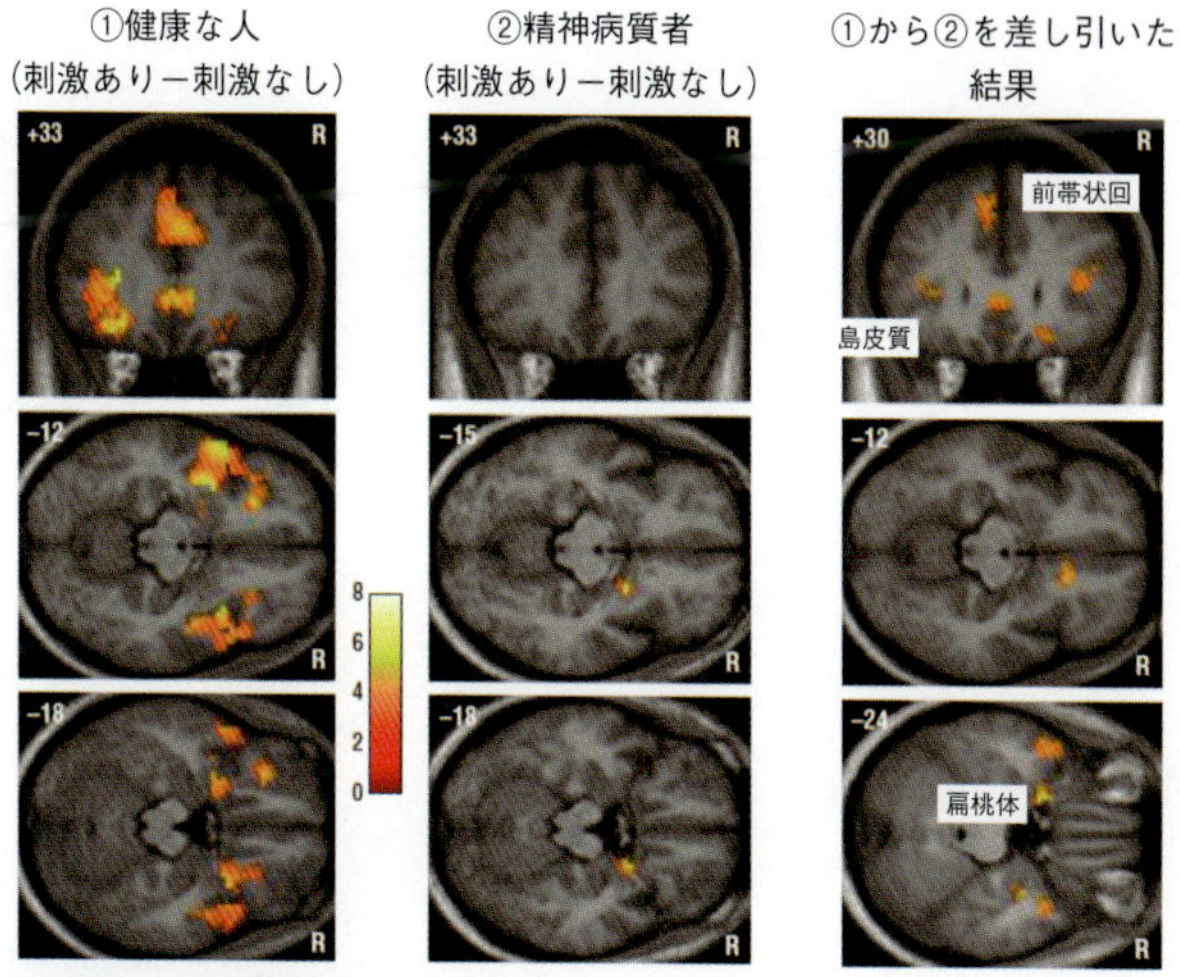

図 2-5　実験中の被験者の脳活動（Birbaumer et al. 2005 より）（本文 p.40）

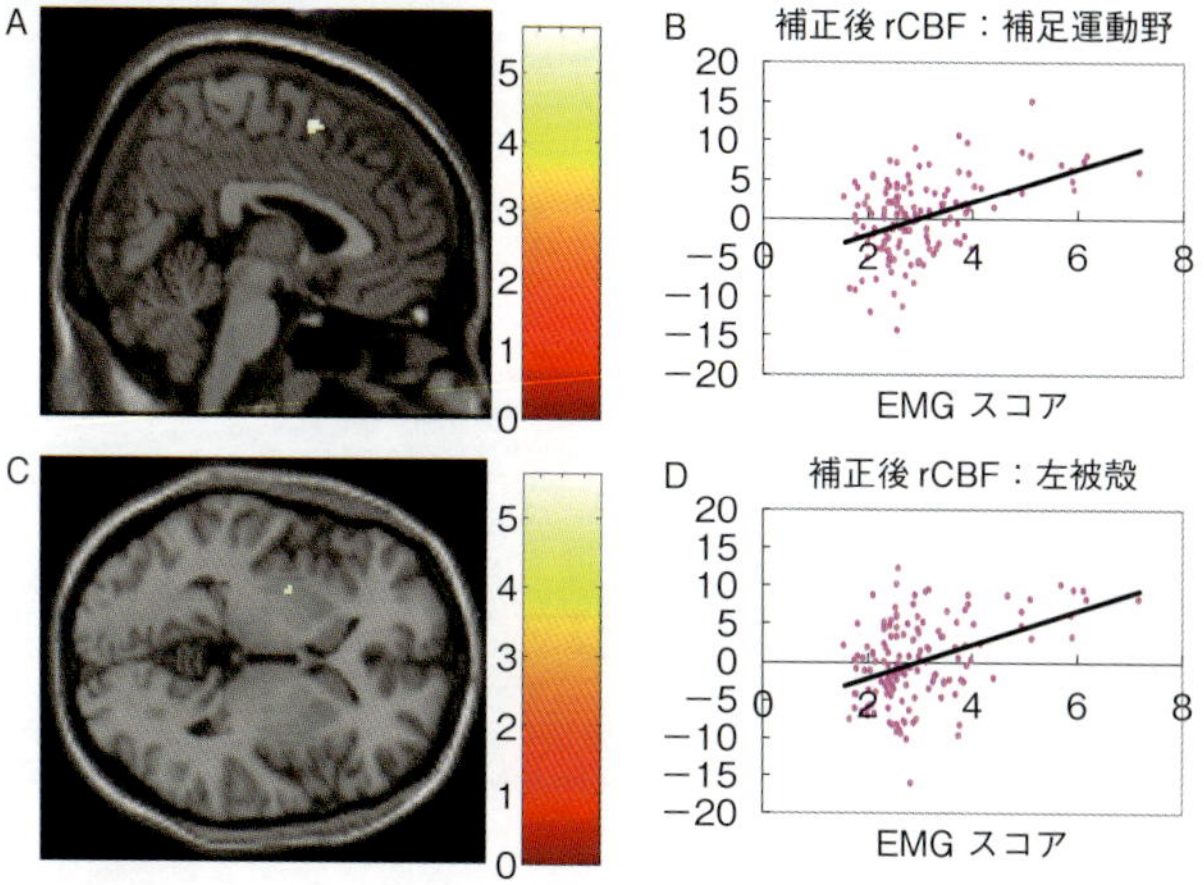

図 6-2　筋電図により測定された楽しい笑いの量（EMGスコア）と局所脳血流量（rCBF）に有意な相関の見られた脳部位（本文 p.139）

(A) 補足運動野、(B) 補足運動野における rCBF と EMG スコアとの相関、(C) 左被殻、(D) 左被殻における rCBF と EMG スコアとの相関。

楽しい笑いの場合には、一次運動野に相関が見られない点に注目。

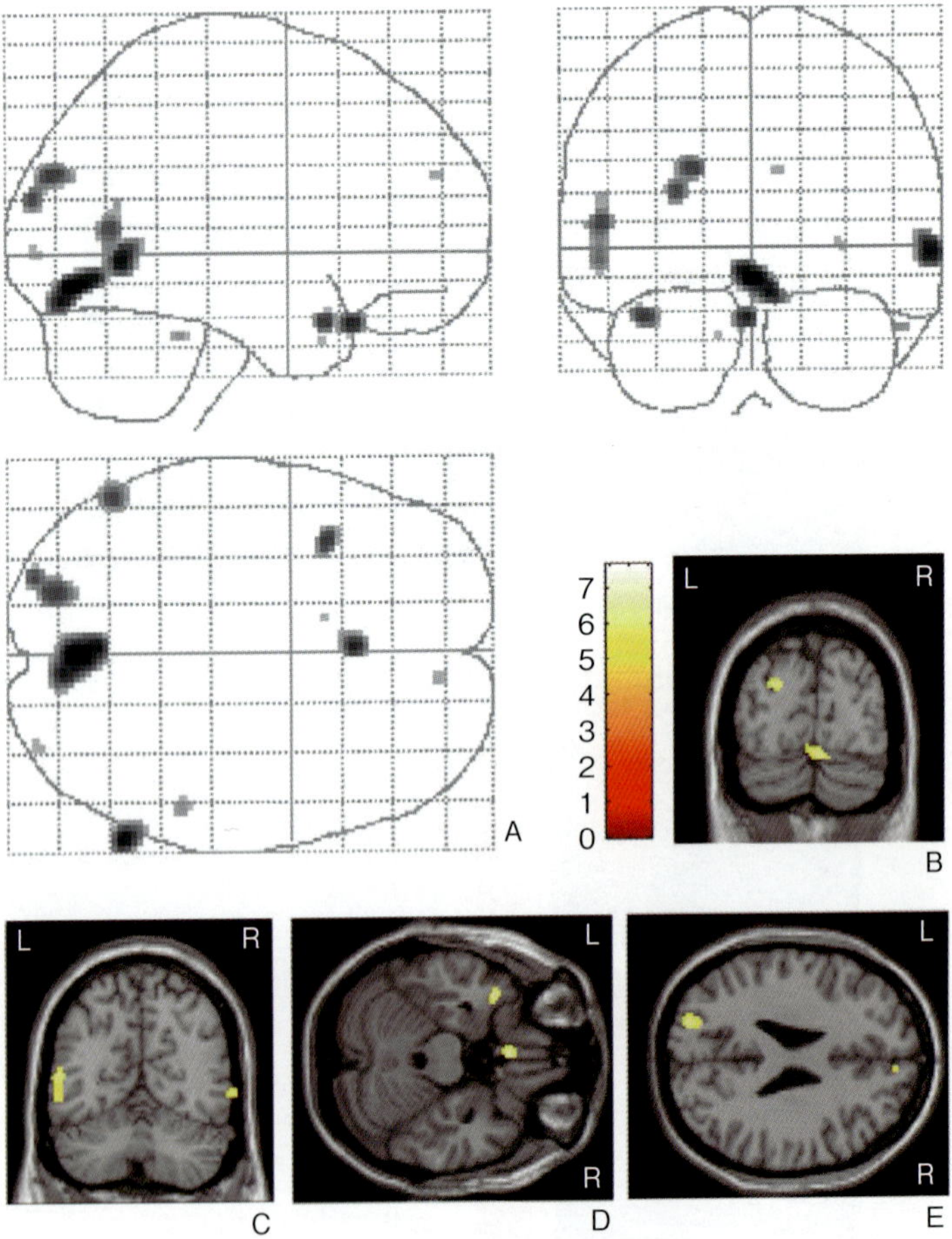

図 6-3　作り笑いと比較して、楽しい笑いで有意に賦活が見られた脳部位
（p.140）

（A）賦活部位の glass brain image、（B）後頭葉皮質の賦活（18 野、19 野）、（C）側頭後頭葉皮質の賦活（37 野）、（D）左前部側頭葉（38 野）、左前頭眼窩野（11 野）の賦活、（E）右前頭前野（9 野）の賦活。

目次

装幀＝虎尾　隆

1　道徳の神経哲学

信原幸弘

はじめに

有名なトロッコ問題から話を始めよう（Foot 1967）。いま、ブレーキが故障して暴走するトロッコがあるとする。その軌道のさきには5人の作業員が線路上で作業をしていて、このままではその5人がひき殺されてしまう。しかし、軌道の脇に転轍機があって、それを切り替えると、トロッコを別の軌道へ向かわせることができる。ところが、その別の軌道上にも1人の作業員がいて、今度はその作業員がひき殺されてしまう。あなたは転轍機を切り替えますか。

この問題にたいしては、大半の人が「はい」と答える。つまり、転轍機を切り替えて5人を救うほうを選択する。しかし、つぎの場合はどうだろうか。同じく、トロッコが暴走していて、そ

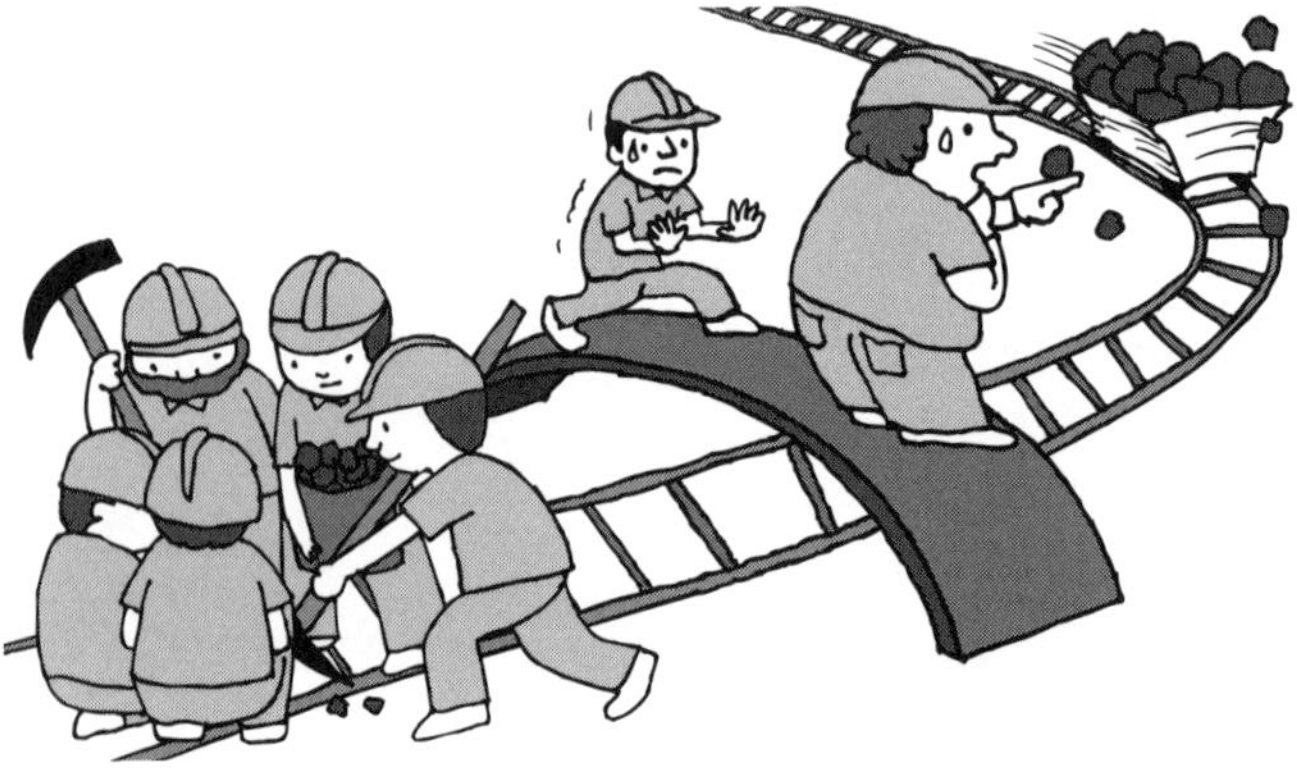

のさきに5人の作業員がおり、このままではその5人がひき殺されてしまう。しかし、トロッコと作業員のあいだに軌道をまたぐ歩道橋があり、そのうえにあなたと太った男がいる。あなたは軽量なので、あなたが軌道に飛び降りても、あなたにぶつかったトロッコは止まらないが、太った男を突き落とせば、トロッコが止まって5人の作業員が助かる。しかし、もちろん、その男は死ぬ。あなたは太った男を突き落としますか。

このタイプのトロッコ問題になると、今度は、大半の人が「いいえ」と答える。つまり、5人を助けるためとはいえ、太った男を突き落とすほうを選んだりはしないのである。転轍機の問題と太った男の問題はどこが異なるのだろうか。どちらも、5人を救って1人を犠牲にするという点では同じである。それにもかかわらず、なぜ一方では、5人を救うという選択を行い、他方では、1人を犠牲にしないという選択を行うのだろうか。

ひとつ考えられるのは、太った男の問題のほうが転轍機の問題よりも感情的な負荷が大きいのではないかということである（Green et al. 2001）。転轍機を切り替えることで、1人の作業員が少し離れたところでトロッコにひかれて死ぬことに比べると、自分の手で直接、太った男を突き落として殺すことのほうが強い感情を喚起すると考えられる。そのため、転轍機を切り替えることはよいが、太った男を突き落とすことはよくないと判断するのではないかというわけである。

そうだとすれば、道徳的な判断には感情が深く関わっていることになろう。では、感情は道徳的判断にどのように関わっているのだろうか。感情がときに道徳的判断を歪めることがあるというだけのことなら、とくに驚くべきことではない。それは誰しもよく知っていることである。川で溺れている子供を目の前にしながら、助けようとすれば自分が溺死するかもしれないという恐怖心のゆえに、子供を自分が助けなくてもよいと考えてしまう。もし恐怖心がなければ、その子供を助けるべきだと正しく判断したはずだが、恐怖心のゆえに正しい判断が歪められてしまう。

感情が道徳的判断に関わるといっても、それは感情が道徳的判断を歪めることがあるという常識的な話にすぎないのだろうか。それとも、感情はむしろ正しい道徳的判断を可能にすることがあり、その意味で道徳的判断に貢献しうるということだろうか。以下では、感情が道徳的判断に貢献しうるのかどうか、しうるとすれば、どのようにしてかを考察していきたい。また、それに加えて、どのような感情が道徳的判断に貢献するのかも考えていきたい。

道徳の脳科学と哲学

道徳の研究は、哲学や倫理学では、古代から行われ、現在でもなお、何が道徳的に善なのかをめぐって盛んに議論がなされている。主要な立場としては、正義や勇気、節制などの徳およびそのような徳のある行為が善であるとするアリストテレスの徳倫理学や、道徳法則をそれへの尊敬の念から遵守することが善であるとするカントの義務論、最大多数の最大幸福をもたらす行為が善であるとするベンサムやミルの功利主義がある。心理学では、20世紀になってとくに子供の道徳的発達が研究され、善悪の判断の理由がどれだけ理性的・普遍的かによって発達段階を区切るコールバーグの3レベル6段階説がとくによく知られている。

道徳にかんする脳科学的な研究は非常に新しい。まず、1980年代に入って、脳の特定の部位に損傷のある人がどのような道徳的判断や行動の異常を示すかを探る脳損傷研究が盛んになった。とくに意欲的に研究を行ったのはダマシオらである（その研究成果はダマシオ（2000）に詳しい）。かれらは19世紀半ばに建設現場の事故で脳を損傷したフィネアス・ゲージというアメリカ人の現場監督の記録を調べて、脳損傷と道徳的異常の関係を探った。ゲージは事故により、太い鉄棒が脳の前頭葉の部分を貫通したため、とくに前頭前野腹内側部（VMPFC）を損傷した。

そのせいで、感情が平板になるとともに、ばちあたりなことをしたり、同僚に敬意を払わなかったりするなど、反社会的、反道徳的な振る舞いが目立った。ダマシオらはゲージのほかにも、VMPFCを損傷したかれらの同時代人のエリオットとよばれる人物についても詳しく調べ、やはり感情の平板化と反道徳的な行動傾向を見いだした。

1990年代に入ると、脳の活動を画像化する装置のなかでもとくに機能的磁気共鳴画像法（fMRI）などの手法を使って脳の活動を詳しく調べることができるようになり、脳に損傷のない健常者を対象とした脳科学研究が開始されるようになった。健常者に道徳的な内容をもった文を読ませたり、トロッコ問題のような道徳的ジレンマを呈示して答えさせたりすると同時に、そのときの脳の活動をfMRIで観察し、道徳的認知に対応する脳部位（つまり道徳的認知の神経相関物）を探りだすのである。このような研究はとくに世紀が代わる2000年頃ころから急激に盛んになった。

fMRIによる道徳の脳科学研究では、ダマシオらの研究によって感情の平板化と道徳性の欠如との関連が示唆されていたため、道徳的認知において感情が本当に何らかの役割を果たすのか、果たすとすれば、どんな役割を果たすのかを明らかにしようとする研究が主となった。その先陣をきったのは、モルらの研究（Moll et al. 2001）やグリーンらの研究（Green et al. 2001）である。

現在も、道徳の脳科学研究の中心は、損傷研究とfMRI研究である。まだまだ不明なことは多いが、それでも脳のどの部位が道徳的認知に関与し、それらがそれぞれどんな機能を果たすことによって道徳的認知を実現しているのかが次第に明らかにされつつある。とくにさきほど述べたように、感情の役割が精力的に解明されつつある。哲学や倫理学でも、このような道徳の脳科学研究に触発されて、その成果を道徳の本性の解明に役立てようとしたり、あるいは道徳の脳科学と協働して研究を行ったりする動きが出てきている。このような動きは道徳の神経哲学（neurophilosophy of morality）とよばれるが、本章はそれに属するものである。（哲学的な観点から道徳の脳科学の成果を的確に整理し、簡潔な論評を加えた邦語文献として、蟹池（2008）がある。）

道徳と感情

道徳的認知にたいする感情の関与を調べたｆＭＲＩ研究としては、モルらの研究やグリーンらの研究が代表的であるが、ここではまず、グリーンらの研究を取りあげたい（Green et al. 2001）。グリーンらは、さまざまなジレンマ（すなわちどちらの選択肢も良くない結果を含む2択問題）を被験者に呈示して選択を行わせ、そのときの脳活動をｆＭＲＩで計測した。ジレンマは、道徳的内容をもたないもの（たとえば、時間内に目的地へバスで行くか電車で行くか）、道徳的内容をもつ「非人身的（impersonal）」なもの（たとえば冒頭の転轍機のトロッコ問題）、道徳的内容をもつ「人身的（personal）」なもの（たとえば同じく冒頭の太った男のトロッコ問題）の3種類があった。

ここで、ひとつ鍵となるのは、道徳的ジレンマにかんする「人身的」と「非人身的」の区別である。グリーンらは3つの基準によってこの区別を立てている。すなわち、（1）深刻な身体的危害を引き起こすことが十分予想され、（2）その危害が特定の人に及び、（3）たんに既存の脅威を回避しようとした結果として別の人に危害が及ぶわけではなく、直接、その危害を引き起こす、という3つの基準であり、この3つをすべて満たすのが人身的であり、そうでないのが非人身的である。転轍機のトロッコ問題は、転轍機を切り替えると、特定の1人の作業員が死ぬことになり、またそれが十分予想されるので、（1）と（2）を満たすが、その作業員の死は別の5人の作業員に迫る死の危険を回避しようとした結果にほかならないから、（3）は満たさない。したがって、非人身的なジレンマである。これにたいして、太った男のジレンマは、隣の太った男を直接、歩道橋から突き落として殺すので、（1）と（2）だけではなく、（3）も満たしている。したがって、人身的なジレンマである。

グリーンらは、非人身的なジレンマは感情的な負荷が強くないのにたいし、人身的なジレンマは強いだろうと想定して、人身的なジレンマを考慮しているときのほうが非人身的なものを考慮しているときよりも感情に関係する脳部位の活動が高いという予想を立てた。そしてfMRIで脳活動を計測した結果、中前頭回、後帯状回、および角回といういずれも感情に関係する脳部位の活動が人身的ジレンマの考慮中のほうが非人身的ジレンマの考慮中よりも有意に高かった。これは人身的なジレンマと道徳的内容をもたないジレンマとの比較でも同様であった。つまり、脳の活動からすると、非人身的な道徳的ジレンマは人身的な道徳的ジレンマよりも、むしろ道徳的内容をもたないジレンマのほうに似ており、人身的な道徳的ジレンマだけが感情に関係する脳部位の活動が有意に高いという結果が得られたのである。

非人身的な転轍機のジレンマでは、5人を救って1人を犠牲にするという選択肢を選ぶ人が多い。グリーンらは、この選択のほうがそうでない選択よりも幸福の総量が大きいとみなして、それを功利主義的な選択とよぶ。これにたいして、人身的な太った男のジレンマでは、1人を犠牲にせずに5人を死なせるという選択肢を選ぶ人が多い。グリーンらは、この選択は人間を目的ではなくたんなる手段として扱ってはならないという道徳法則に基づくものとみなして、それを義務論的な選択とよぶ。人々が人身的な道徳的ジレンマにおいて義務論的な選択を行う傾向が強いのは、このジレンマを考慮するときには感情が強く働くからである。(このように「功利主義」と「義務論」という言葉を用いるのはかなり問題があるが、便宜上、ここではグリーンらの用法に従っておく。)

感情が道徳的判断に関与することは脳損傷研究でも確かめられている。すでにフィネアス・ゲージのようなVMPFC損傷者が感情の平板化とともに、反道徳的な振る舞いを示すことをダマシオらが明らかにしているが、ケーニヒらはVMPFC損傷者がグリーンらの用いたジレンマにたいしてどのような選択を行うかを調べている(Koenigs et al. 2007a)。かれらの研究によると、VMPFC損傷者は道徳的内容を含まないジレンマと非人身的なジレンマについては、健常者と同様の選択を行うが、人身的なジレンマについては健常者と逆の選択を行う傾向を示した。つまり、たとえば太った男のトロッコ問題では、ＶＭＰＦＣ損傷者はその多くが太った男を突き落として５人を救うほうを選択したのである。これは、ＶＭＰＦＣの損傷により感情が平板化した結果、人身的なジレンマにおいて功利主義的な考慮のほうが優勢になったためと考えられる。

認知的制御モデル

感情がときに道徳的認知に関与することは確かなようである。では、感情はどのように関与するのであろうか。人身的な道徳的ジレンマにおける感情の関与をｆＭＲＩで確かめたグリーンらは、たとえば太った男のトロッコ問題では、太った男を突き落とすことにたいして否定的な感情が自動的に起こり、それと並行して１人を犠牲にしても５人を救うほうがよいという抽象的な推論も行われるが、そのような理性的な推論過程によって感情的反応を認知的に制御しきれないために、太った男を突き落とさないという選択が行われるのだと考える（Green et al. 2001; Green et al. 2004）。転轍機のトロッコ問題では、転轍機を切り替えることにたいしてほとんど否定的な感情が起こらないので、それを認知的に制御するまでもなく、１人を犠牲にして５人を救うほうがよいという抽象的な推論により、転轍機を切り替えるという選択がなされるのである。

ようするに、グリーンらによれば、人身的な道徳的ジレンマでは、功利主義的な選択肢が理性的には支持されるが、それを否定する感情も生じ、この葛藤を解決するために感情にたいする認知的な制御が行われる。この制御が成功すれば、功利主義的な選択肢が選ばれるが、失敗すれば、義務論的な選択肢が選ばれることになる。しかし、人身的な道徳的ジレンマにおける選択をこのような葛藤と認知的制御の結果として捉えようとすると、本当にすべての人身的な道徳的ジレンマにおいてそのような葛藤と制御が起こるのかという疑問が湧いてくる。たとえば、「嬰児殺しのジレンマ」、すなわち10代の母親が自分の生活のために生まれたばかりの赤ちゃんを殺すかどうかというジレンマでは、そのような葛藤はほとんど起こらず、赤ちゃんを殺すことはただちに否定されてしまうだろう。

グリーンらはこの問題に気づいて、人身的な道徳的ジレンマをさらにふたつに分けることを提案する（Green et al. 2004）。すなわち、選択するのにあまり時間を要せず、大多数の人が同じ選択を行う「容易」なジレンマと、選択にかなりの時間を要し、人々のあいだで選択が分かれる「困難」なジレンマである。嬰児殺しのジレンマは容易なジレンマであり、それにたいしてたとえば「泣く赤ん坊のジレンマ」、すなわち村の人たちと一緒に敵兵から隠れていたが、赤ん坊が泣き出したため、口をふさいで殺さないと、敵兵に見つかって皆殺しになってしまうとき、赤ん坊を窒息死させるかという問題は、困難なジレンマである。

グリーンらは人身的なジレンマをこのようにふたつに分けたうえで、つぎのような予想を立てる。すなわち、容易なジレンマでは、功利主義的な選択肢への否定的な感情が圧倒的であるため、葛藤が生じず、それゆえ認知的制御も行われないで、ただちに義務論的な選択肢が選ばれるのにたいし、困難なジレンマでは、否定的な感情と理性的な結論のあいだに葛藤が生じ、認知的な制御が行われ、それが成功するかどうかによって選択が分かれる。

この予想を検証するために、グリーンらは容易な人身的ジレンマと困難な人身的ジレンマをそれぞれ考慮しているときの被験者の脳活動をfMRIで調べた。すると、困難なジレンマを考慮しているときのほうが容易なジレンマを考慮しているときよりも、前頭前野背外側部（DLPFC）の前部および帯状回皮質の前部の活動が高いという結果が得られた。帯状回皮質前部は葛藤が存在するときに賦活すると考えられる部位であり、DLPFC前部は認知的制御を行うと考えられる部位である。こうしてグリーンらは、困難なジレンマでは、功利主義的な選択肢への否定的な感情が生じるために、葛藤と認知的制御が起こるのにたいし、容易なジレンマでそうでないというかれらの予想が裏づけられたと考えたのである（Green et al. 2004）。

感情が関与する道徳的認知についてのこのようなグリーンらの認知的制御モデルは、ケーニヒらがVMPFC損傷者を被験者として行った別の実験からも支持されるかもしれない（Koenigs et al. 2007a）。ケーニヒらは人身的ジレンマにかんして、グリーンらの容易／困難の区別に相当する区別、すなわち低葛藤／高葛藤の区別を設けた。そして低葛藤の人身的ジレンマにおいては、人身的であっても、VMPFC損傷者が健常者と同様の義務論的な選択を行うのにたいし、高葛藤の人身的ジレンマでは、健常者が功利主義的な選択と義務論的な選択のあいだでかなり割れる一方、VMPFC損傷者はほぼ一様に功利主義的な選択を行うことを見いだした。

VMPFC損傷者が感情の平板化にもかかわらず、低葛藤の人身的ジレンマで健常者と同じく義務論的な選択を行うのは、かれらがこの場合には世間一般の道徳的知識を用いて判断しているからだとケーニヒらは解釈する（Koenigs et al. 2007a）。ダマシオらが確かめたように、VMPFC損傷者は道徳的善悪にかんする世間一般の知識を保持している。それゆえ誰もが同じ判断を示すような道徳的問題については、その知識を用いて同じ判断をくだすことができる。したがって、低葛藤の人身的ジレンマは健常者が皆、一様に義務論的な判断を行う問題であるため、VMPFC損傷者はそれにかんする自分の道徳的知識を用いて健常者と同じ判断をくだすのだと考えられる。それにたいして、高葛藤のジレンマでは、世間一般の共通の判断がないため、VMPFC損傷者も自分の考慮で判断せざるをえず、そうなると、かれらは功利主義的な選択肢に否定的な感情を抱くことができないため、功利主義的な選択を行うのである。そうだとすれば、逆に、健常者は功利主義的な選択肢にたいして否定的な感情を抱くため、葛藤が生じ、感情を認知的に制御しようとし、その成否によって判断が分かれるのだと考えられる。こうしてグリーンらの認知的制御モデルが支持されるように思われるのである。

皮質辺縁系統合モデル

グリーンらの認知的制御モデルは、結局のところ、理性と感情を対立的なものと捉え、理性が感情を認知的に制御することによって合理的な道徳的認知が成立すると考えるものである。したがって、感情は合理的な道徳的認知を妨げる役割しか果たさないことになる。かれらのモデルによれば、太った男のトロッコ問題でも、太った男を突き落とさないという義務論的な選択は、健常者の多くが行う選択とはいえ、突き落とすことへの否定的な感情を理性によって認知的に制御できないためになされる非合理的な選択なのである。

感情が道徳的認知に関与するといっても、結局、感情はそのような否定的な役割しか果たさないのだろうか。モルらは、グリーンらと違って、感情にもっと肯定的な役割を与えるようなモデルを提唱する（Moll et al. 2005a; Moll et al. 2008）。かれらによれば、道徳的認知においては、理性的な認知を司る皮質（とくに前頭前野）と感情を司る辺縁系はひとつの統合的なシステムをなしており、この皮質辺縁系統合システムにおいてそれぞれの選択肢が認知と感情の両面から評価され、もっとも高く評価された選択肢が選ばれることになる。たとえば、1人を殺して他の5人を救うかどうかという問題では、1人を殺すという選択肢は、一方では5人を救うことにはなるが、他方では人殺しの苦悩を一生味わうことになるといった観点から評価され、また1人を殺さないという選択肢は、一方では人を殺さないが、他方では何もしないために5人を死なせるという責任を負うことになるといった観点から評価される。このようにふたつの選択肢がそれぞれ認知と感情の両面から評価され、高く評価されたほうが選択されることになる。つまり、グリーンらのモデルのように、理性と感情がそれぞれ独立にふたつの選択肢を評価し、理性が選んだ選択肢と感情が選んだ選択肢が食い違うとき、理性が感情を抑止するというのではなく、理性と感情が一体となってふたつの選択肢を評価し、そのうえで良い方を選ぶのである。グリーンらの言う理性と感情の葛藤とは、じつは理性と感情の両面から評価された甲乙つけがたいふたつの選択肢のあいだの葛藤であり、理性による感情の制御とは、じつはそのような甲乙つけがたい選択肢のあいだの苦渋の選択なのである。

このようなモルらの皮質辺縁系統合モデルでは、感情は道徳的認知において理性とならんで肯定的な役割を果たす。太った男のジレンマにおいて、太った男を突き落とすことにたいして抱かれる否定的な感情は適切な感情であり、そのような適切な感情は理性的な認知と協働して正しい道徳的認知を形成するのである。人を殺すことに喜びを覚えるような不適切な感情ならば、正しい道徳的認知を妨げるだろうが、適切な感情はむしろ正しい道徳的認知を促進するのである。それは理性と同じであり、理性も、適切に機能すれば、正しい道徳的認知を促進するが、不適切に機能すれば、それを妨げる。しかも、モルらの考えでは、感情は正しい道徳的認知を促進するだ

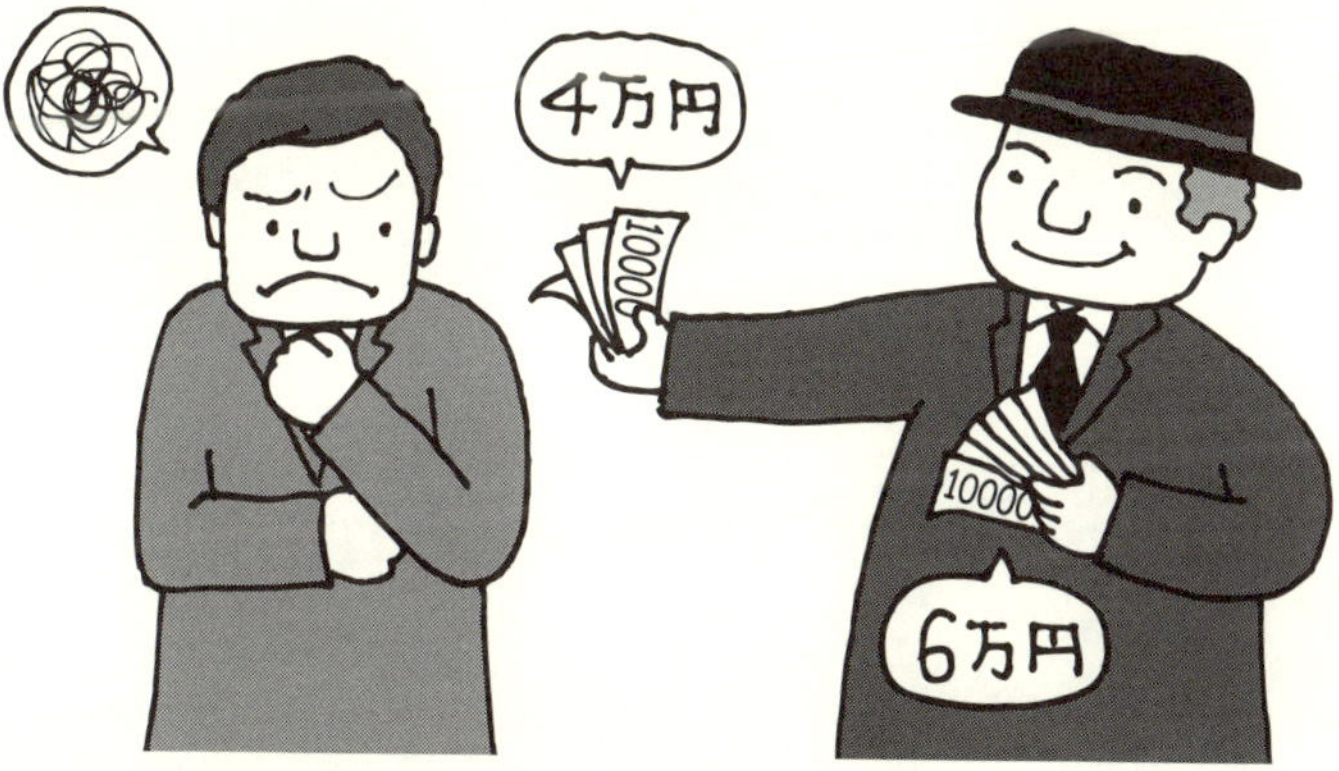

けではなく、理性と違って動機づけの役割をも担う。多くの村人を救うために泣く赤ん坊を窒息死させるという選択を行っても、その選択を支持する感情がなければ、赤ん坊を窒息死させるという行為をじっさいに行うことはできないだろう。感情は道徳的な判断に関与するだけではなく、選択された行為をじっさいに遂行させる動機づけの役割も果たすのである。

モルらの皮質辺縁系統合モデルとグリーンらの認知的制御モデルは、どちらがすぐれているのであろうか。モルらはグリーンらのモデルにたいするひとつの興味深い批判を行っている（Moll et al. 2008）。それはケーニヒらがＶＭＰＦＣ損傷者にたいして行った最後通牒ゲームの実験の結果（Koenigs & Tranel 2007b）を踏まえた批判である。最後通牒ゲームは、一定の額のお金（たとえば10万円）を２人で分配するゲームであり、一方が他方にたいしてある額（たとえば４万円）を与えると提唱し、他方がそれを受け入れれば、他方はその額（４万円）をもらい、提唱者は残りの額（6万円）を手にするが、他方が提唱を否定すれば、どちらも1円も獲得できない。健常者がこのゲームを行うと、提唱額が半分よりやや少ないところ（たとえば4万円）あたりで、受け入れるかどうかが切り替わるが、これには興味深いことに、国や文化によってかなり違いがあることが確認されている。

ケーニヒらはこの最後通牒ゲームの実験をVMPFC損傷者にたいして行った。すると、VMPFC損傷者は健常者と比べて、ほんの少しでも不公平な提唱なら否定する傾向が強いことが分かった。提唱されたお金を否定することは、自分には1円も入らないということだから、どれほど少ない額でも、提唱を受け入れてその額をもらうほうが得である（このゲームは1回かぎりのもので、同じ相手と繰り返し行うわけではない）。したがって、功利主義的にはどんな提唱でも受け入れるべきである。にもかかわらず、提唱を拒否するのは、不公平な提唱を行う相手への憤慨から相手を罰しようとするためだと考えられる。つまり、たとえ1円も獲得できなくても（それゆえ自分の利益を犠牲にしてでも）、相手にも1円も獲得させないことで、不公平な相手を罰しようとしているのである。したがって、これは感情にもとづく義務論的な選択と考えられる。

そうすると、VMPFC損傷者は人身的な道徳的ジレンマ（とくに困難・高葛藤なもの）では、功利主義的な選択を行う傾向が強いのにたいし、逆に最後通牒ゲームでは義務論的な選択を行う傾向が強い。この一見、矛盾する結果はどう説明できるだろうか。モルらは、グリーンらの認知的制御モデルではその説明は困難だと批判し、自分たちのモデルでは説明可能だと主張する。そのためにモルらはＶＭＰＦＣが感情一般ではなく、もう少し限定された感情を担うことを示そうとする。かれらによれば、ＶＭＰＦＣは愛着的な要素を含む向社会的な感情、たとえば憐憫、愛情、罪悪感などを担うのにたいし、ＤＬＰＦＣや前頭眼窩野外側部は社会的な忌避感情、たとえば憤慨や軽蔑などを担う（Moll et al. 2005b）。ＶＭＰＦＣ損傷者は、ＶＭＰＦＣの損傷により憐憫や罪悪感などの向社会的な感情が平板化しているため、人身的な道徳的ジレンマでは１人を殺してでも多くの人を救うというような功利主義的な選択を行う傾向が強いが、ＤＬＰＦＣ等の損傷はないため、憤慨などの社会的な忌避感情のほうだけは保持しており、それゆえ最後通牒ゲームでは少しでも不公平な提唱なら拒否するという義務論的な選択を行う傾向が強いと考えられる（Moll et al. 2008）。

このモルらの説明にはまだまだ詰めるべき多くの問題があるし、またグリーンらの認知的制御モデルがＶＭＰＦＣ損傷者の一見、矛盾する選択を本当に説明することができないのかどうかということも定かではない。道徳的認知にかんしてモルらのモデルとグリーンらのモデルのいずれがすぐれているのか、あるいは他にさらによいモデルがあるのかどうかは、道徳の脳科学研究がもっと進展しなければ、確かな答えを得ることはできないだろう。しかしながら、現状では、モルらのモデルが脳科学的な証拠や整合性の点からもっとも有力だと言えよう（モルら（Moll et al. 2005a）はグリーンらのモデルだけではなく、ダマシオのソマティック・マーカー仮説などにも批判を加えている）。

道徳的な意志の弱さ

泣く赤ん坊のジレンマのような困難・高葛藤の人身的ジレンマにおいて、両選択肢が理性と感情の一体となった皮質辺縁系統合システムによって評価され比較されるとするモルらのモデルのほうが、両選択肢が理性と感情で別個に評価され理性による感情の制御がなされるとするグリーンらのモデルよりもたしかにもっともらしいと思われる。しかしながら、感情から独立した純粋に理性的な考慮システムもあるのではなかろうか。つまり、理性と感情が一体となった皮質辺縁系統合システムとは別に、感情ぬきの理性的な考慮だけからなる選択システムがあるのではなかろうか。

純粋な理性的システムの存在をもっともよく示唆するのは、道徳的な意志の弱さの現象である。たとえば、泣く赤ん坊のジレンマにおいて、赤ん坊の口をふさぐべきだと判断しながら、それでも最終的に赤ん坊の口をふさがないことを選択することがありえよう。しかも、最終的に赤ん坊の口をふさがないことに決めてもなお、赤ん坊の口をふさぐべきだという判断は変わることなく、そのまま存続することがありえよう。つまり、そのような道徳的判断を抱いたまま、それに反する選択を行うのである。

このような道徳的な意志の弱さのケースでは、そうでない通常のケースと同じく、赤ん坊の口をふさがないという最終的な選択は皮質辺縁系統合システムにおいて行われると考えられよう。しかし、赤ん坊の口をふさぐべきだという判断はどうだろうか。この判断が皮質辺縁系統合システムにおいて形成されるとすれば、それは暫定的なものであるはずである。なぜなら、それは赤ん坊の口をふさぐという選択肢を理性と感情の両面から評価した結果、肯定的な評価が得られたので、とりあえず支持されたものの、もうひとつの選択肢のほうがより高い評価を得たので、結局、それによってくつがえされてしまうからである。しかし、道徳的な意志の弱さのケースでは、赤ん坊の口をふさぐべきだという判断は、口をふさがないという最終的な選択が行われてもなお存続する。したがって、それは皮質辺縁系統合システムにおいて形成されるものではありえない。それを形成するのは純粋に理性的な考慮システムであるように思われる。

純粋な理性的システムでは、赤ん坊の口をふさぐ／ふさがないの両選択肢が冷静に理性的に評価される。口をふさげば、赤ん坊は死ぬが、多くの人が助かる。多くの人を助けるために、赤ん坊を犠牲にすることは、赤ん坊を目的のための手段として扱うことであり、道徳的に大きな問題がある。それでも、多くの人が助かることはたいへんよいことである。他方、赤ん坊の口をふさがなければ、敵兵に見つかって、多くの人が皆殺しにされる。赤ん坊ですら、殺される。それでも、赤ん坊を自らの手で殺すという罪、しかも目的のための手段として殺すというたいへんな罪を犯さずにすむ。このようにさまざまなことがらを理性的に考慮しながら、両選択肢を比較考量し、最終的に赤ん坊の口をふさぐべきだという判断をくだすのである。

しかし、皮質辺縁系統合システムでは、赤ん坊の口をふさぐ／ふさがないの両選択肢が理性的な面からだけではなく、感情的な面からも評価される。したがって、たとえば赤ん坊を自らの手で殺すことが、純粋な理性的システムでよりも統合システムでのほうがより大きな罪として評価されるといったことが起こる。その結果、純粋な理性的システムの判断とは異なる選択を統合システムが行うことになるのである。

では、統合システムが純粋な理性的システムとは異なる選択を行う場合、なぜ統合システムの選択がじっさいに実行に移されることになるのだろうか。純粋な理性的システムが赤ん坊の口をふさぐことを選択し、統合システムがふさがないことを選択した場合、じっさいになされるのは口をふさがないという行為であるが、なぜそうなるのだろうか。それは、モルらが主張するように、行為への動機づけを与えるのは感情だけだからだと考えられよう。理性的な考慮は感情に反映されないかぎり、動機づけの力をもたない。純粋な理性的システムがじっさいの行為に影響を及ぼしうるためには、その判断が皮質辺縁系統合システムの感情的側面に反映されなければならない。それが正しく反映されないと、統合システムが純粋な理性的システムとは異なる選択を行い、その選択が実行に移されるのである。

しかし、このように皮質辺縁系統合システムにいわば執行権があるものの、それと別に純粋に理性的な観点から考慮を行うシステムが存在するように思われる。この純粋に理性的なシステムは、感情の影響を受けないことで、ものごとの価値をより長期的・包括的な観点から考察し、それゆえより普遍的・客観的な価値を把握することが可能である。たしかに、そうであるがゆえに必ずしも正しくその判断が感情に反映されないため、動機づけの力を欠くということが起こりうる。しかし、それでも、理性と感情が一体となった皮質辺縁系統合システムとは別の役割を担いうるものとして、純粋な理性的システムにはそれ独自の存在意義があると考えられる。なお、このシステムはグリーンらの認知的制御モデルにおける理性的な認知に相当するものだと見ることができるが、グリーンらの考えに反して、それは純粋に感情的なシステムと対峙するではなく、理性と感情が一体化したシステムと対峙するのである。

事後的正当化

純粋な理性的システムは皮質辺縁系統合システムと違って執行権を有さないものの、それなりに重要な役割をもつように思われる。しかしながら、ハイト（Haidt 2001, 2007）のように、純粋な理性的システムの役割に懐疑的な論者もいる。ハイトは、道徳心理学にとってもっとも有用なのは情動と認知の対比ではなく、道徳的直観と道徳的推論のそれだと言う。道徳的直観は迅速かつ自動的で、ふつう情動を含む過程であり、そこでは行為の善悪を導き出す過程は意識されず、ただ善か悪かの結論だけが意識される。それにたいして、道徳的推論は制御された冷静な過程で、行為の善悪にかんする関連することがらを意識的に考慮して結論を導き出す。モルらの言う理性と感情の一体となった皮質辺縁系統合システムはほぼハイトの道徳的直観に相当し、純粋な理性的システムはほぼ道徳的推論に相当するとみなすことができよう。

ハイトは道徳的認知にかんして直観優先原理を唱える。われわれは、子供の手に針を突き刺すというような行為を眼にしたり、耳にしたりすると、たいていまずそれにたいする否定的な情動を含む自動的な直観的反応を起こし、それは悪いと速やかに判断する。たしかに言葉を用いて意識的な推論を行うこともあるが、そのような制御された冷静な推論はふつう直観的な反応が起こったあとにしか生じない。しかもそれは、直観的な反応が正しいことを示すために行われ、それゆえもっぱら直観的な反応に有利な理由を見いだそうとする。子供の手に針を突き刺したのは悪いと直観的に判断すると、そのあとで、子供に苦痛を与えたとか、その苦痛は不要であったとか、その直観的判断に有利な理由を見いだして、その判断を正当化しようとするのである。

このように、ハイトによれば、道徳的推論は、それが行われるとしても、それに先立つ道徳的直観をあとから理由付けるものにすぎない。つまり、それは道徳的直観の事後的な正当化を行っているにすぎないのである。ハイトはこれを支持する証拠を多く挙げているが、ヨハンソンらの選択盲の実験もその証拠のひとつに数えることができよう（Johansson et al. 2005）。ヨハンソンらは、被験者に1対の異性の顔写真をつぎつぎと見せ、そのたびにどちらが好みかを尋ね、好みのほうを手渡して、なぜそちらが好みかを尋ねる。すると、被験者はすぐに、眼が大きいとか、鼻筋が通っているとか、適当な好みの理由を答える。しかし、じつは数回に一度、トリックを使って、被験者が選んでいないほうの写真を手渡す。ところが、興味深いことに被験者はたいていそのことに気づかずに、手渡されたのが自分の選んだ写真だと思って、そのほうが好きな理由を同じようにすらすらと述べる。しかし、もちろん、じっさいには別のほうの写真を選んでいたわけだから、この理由はじっさいの選択を行ったときの理由ではありえない。それは選択がなされたあとで、それを事後的に正当化するものにすぎない。

われわれにはこのように事後的な正当化を行う一般的な傾向がある。ハイトによれば、道徳的推論もたいてい道徳的直観にたいする事後的な正当化にすぎない。しかし、そうだとすれば、なぜわれわれはそのような事後的な正当化を行うのだろうか。ハイトはこれにたいして、われわれが何をなしたかよりも、われわれが何をなしたと人々が考えるかということほうが重要であり、それゆえわれわれは自分の行為を肯定的に意味づけることができるような正当化を行うのだと答える。

たしかにハイトが言うように、われわれはたいていそのような目的で事後的な正当化を行うのであり、道徳的推論も多くの場合、そのような事後的な正当化にすぎないであろう。しかし、ハイトも認めるように、すべての道徳的推論がそうだというわけではない。少ないかもしれないが、われわれはときに事後的な正当化ではないような道徳的推論も行う。道徳的推論の真に有益な役割は道徳的直観の事後的な正当化ではなく、道徳的直観とは別の理性的で冷静な仕方で道徳的善悪を判断することであろう。道徳的推論はそうすることで道徳的直観を補完するのである。たしかに道徳的推論が道徳的直観の支配下に置かれ、その事後的な正当化をやらされることはしばしばあるが、それは道徳的推論のもっとも有効な活用とはいえない。道徳的な意志の弱さの現象が示すように、道徳的推論が道徳的直観に負けてもなお、道徳的推論のほうが正しいという思いが必ずしもなくならないのは、道徳的推論がつねに道徳的直観の支配下にあるわけではなく、それと独立に働きうることを示しているように思われる。

　道徳的推論に相当する純粋な理性的システムが理性と感情の一体化した皮質辺縁系統合システムとは別に独自の役割を担うものとして存在するように思われるが、本当にそうなのかどうか、存在するとすれば、それは脳のどのような部位ないし系によって担われているのかは、今後の脳科学の発展によって次第に明らかにされるべき問題であろう。また、純粋な理性的システムが皮質辺縁系統合システムとどう相互作用するのか、ハイトの言うような事後的正当化や道徳的な意志の弱さがそれらのいかなる相互作用から起こるのかということも、今後の脳科学の課題であろう。ここでは、そのような課題を指摘するにとどめざるをえないが、それらはじつに興味深い課題だと思われる。

2　社会脳研究と自由意志の問題

鈴木貴之

はじめに

神経科学の進展によって、われわれの社会には、さまざまな変化や問題が生じる。たとえば、脳の働きを読み取る技術が進歩すれば、脳の活動から人の考えを読み取ることが可能になるかもしれない。このような技術が利用できるようになれば、それを犯罪捜査などの場面で使用してよいかどうかが問題になる。また、精神疾患の治療を目的として、脳に働きかける薬物の開発も進められている。しかし、健常者がこのような薬を用いて知的能力を高めることについては賛否両論があり、すでにその是非が活発に論じられている。このように、神経科学の進歩によって生まれる技術は、さまざまな社会的・倫理的問題を引き起こす[1]。

しかし、神経科学の進展がもたらすのは、このような問題だけではない。神経科学が進展すれば、われわれの社会のあり方や人間観がさまざまな点で問い直されるかもしれないからである。本章では、そのような問題の一例として、自由と責任をめぐる実践に神経科学がもたらす影響について考えてみたい。

常識的な見方

はじめに、自由意志と責任について、われわれが普段どのように考えているかを確認しておこう。われわれは、ある状況におかれたとき、複数の選択肢のなかから自分がすることを自ら選択・決定し、選択したことをしようと意志する。そして、状況が変化したり、心変わりしたりしないかぎり、その意志に基づいて実際に行動する。たとえば晩ご飯を食べるとき、われわれには、ラーメンを作って食べる、カレーを作って食べる、レストランに行ってフランス料理を食べるなど、さまざまな選択肢がある。そこでわれわれは、自分の好み、過去の食事の内容、懐具合などのさまざまな要因を考慮して、何を食べるかを自ら決定し、スーパーで買い物をしたりレストランに行ったりして、決めたとおりの食事をする。このように、自らの行動を自分自身で選択できるという点で、われわれは、風に吹かれるだけの樹木や、刺激にたいして決まった仕方で反応するだけの単純な生物とは異なるように思われる。われわれは、自分のすることを自ら決定できる、言いかえれば、自由意志を有しているのである。[2]

われわれは、自由意志を持つがゆえに、自らの行動とその帰結にたいして責任を負う。たとえば、ある男性が突風でよろけて、隣にいた女性を押してしまった場合、われわれはこの男性を非難することはない。これにたいして、両者が直前に口論をしており、腹を立てた男性が女性を突き飛ばしたという場合には、われわれは彼を非難し、女性がけがをしたときには、刑罰を科したり、治療費の支払いを求めたりする。後者の状況では、男性には女性を突き飛ばすことと突き飛ばさないことという二つの選択肢があり、自ら突き飛ばすことを選択したのだから、その選択の結果として生じた行動と、その行動が引き起こした帰結にかんして、男性は責任を負うべきだと思われるからである。このように、われわれが自由意志を持つという考えは、責任や賞罰をめぐる実践とも不可分な関係にある。われわれは、ある状況において自らの行動を自由に選択できる。そしてそれゆえに、自らの行動の結果にたいして責任を負う。これが、自由意志と責任にかんする常識的な見方である。

ところが、今日の神経科学研究は、この常識的な見方が誤りであることを明らかにしたと言われることがある。これが事実だとすれば、このことは、われわれの社会実践や社会制度に深刻な問題を引き起こすように思われる。では、どのような神経科学の知見が自由意志にたいする脅威となるのだろうか。次節ではまず、この文脈でもっともよく言及されるリベットの実験について見てみよう。

リベットの実験

たとえば、晩ご飯の内容を決めるとき、われわれは、何を食べようかと意識的に考えて、最終的に決定を下す。そして、晩ご飯にカレーを食べたのは、さまざまな要因を考慮して、最終的にカレーを食べようと決定を下したからであるように思われる。われわれの日常的な行動においては、このような意識的な選択や決定が行動を引き起こしているように思われる。ところが、今日の神経科学には、このような見方を根本から覆すように思われる研究がある。それは、米国の神経科学者ベンジャミン・リベットらの実験（Libet et al. 1983）である。[3]

リベットらによる実験の被験者は、6人の健康な大学生である。被験者は実験室で椅子に座り、目の前には時計がある。この時計は、盤面を光点が2・56秒で一周するようにできている。被験者は、時計の盤面を見ながら、好きなときに手首（または指）を素早く曲げ、曲げようと考えた時点における光点の位置を報告するように指示される。実験者は、それと同時に被験者の脳波および腕の筋電位を計測する。脳波によって手首を曲げる運動の準備電位を、筋電位の変化によって実際の手首の運動がいつ開始したかを計測するのである。[4] 実験は40回の試行を1セットとして、各被験者で6から8セット行われる。この実験の目的は、被験者に意識された意志、準備電位、実際の手首の運動という三者の時間的関係を明らかにすることである（図2–1）。

実験の結果は以下の通りであった。まず、準備電位は、実際の手首の運動に約550ミリ秒先立って生じた。これは、準備電位についてすでに知られている通りの結果である。また、被験者の報告によれば、被験者が手首を曲げようという意志を意識したのは、実際に手首を曲げる約150ミリ秒前であった。意志が行動に先行することもまた、当然の結果である。問題は、準備電位と意識された意志の時間的関係である。リベットの実験結果によれば、準備電位は、意志が意識される約400ミリ秒前にすでに生じていたのである。つまり、われわれが何かをしようと意識的に意志するまえに、その行動を引き起こす無意識的な脳の活動が始まっていたのである（図2–2）。

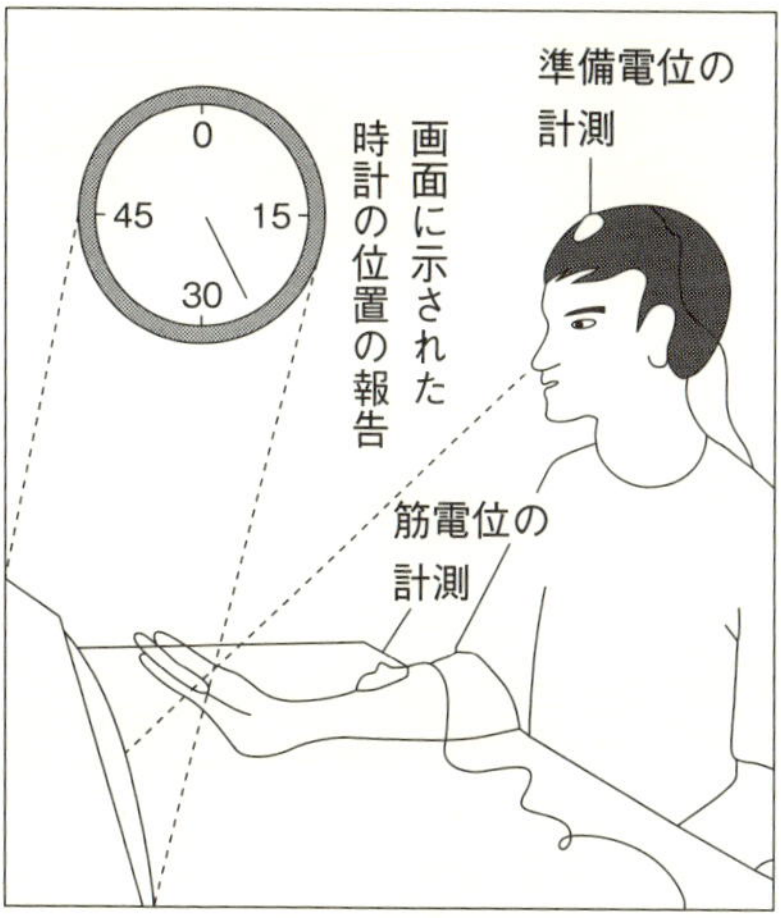

図 2–1　リベットらの実験の設定（Obhi & Haggard, 2004 より改変）

意志と行為にかんする常識的な見方からすれば、この実験結果は意外なものである。この結果によれば、われわれの行動は、意識的な意志に先立つ無意識的な脳の活動によって

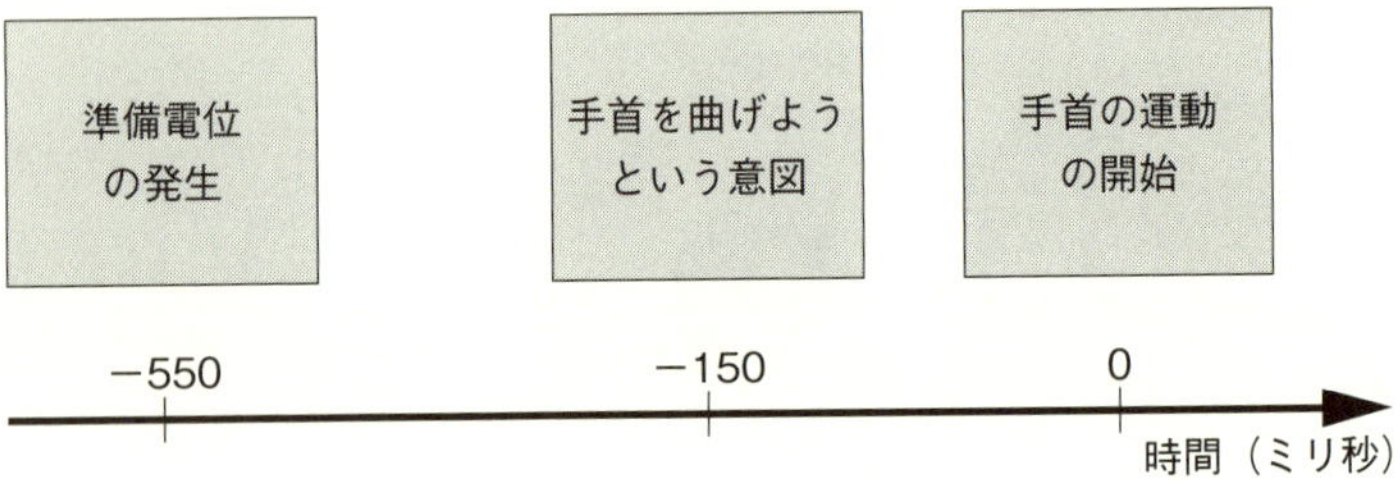

図 2-2　リベットらによる実験の結果

引き起こされたことになり、意識的な意志は、行動にとって重要な役割を持たないことになる。わたしがあるタイミングで手首を曲げたのは、その直前に「いま手首を曲げよう」と意識的に決定したからではなく、さらにその少し前に、補足運動野で神経の活動が始まったからなのである。[5]

われわれの行動すべてにおいて同じ図式が成り立つとすれば、われわれが自由意志を有しているということ自体が疑わしくなるように思われる。われわれの行動は脳内の無意識的な神経活動によってすべて決定されており、われわれが意識的に行っている選択は、われわれの行動にたいして影響を持たないように思われるからである。この実験は、われわれが自由意志を持たないことを示しているように見えるのである。[6]

リベットの実験は何を示しているのか

ところが、リベット本人は、この実験結果によって自由意志が否定されることはないと主張する。たしかに、われわれの行動は無意識的な脳の活動によって引き起こされる。しかし、意識的な意志は役割を持たないわけではない。脳から腕に神経の興奮が伝達されるまでには約50ミリ秒の時間が必要だが、意志は行動の約150ミリ秒前に意識されるので、意識的な意志が生じてから身体を動かす命令が最終的に下されるまでに、約100ミリ秒の余裕がある。リベットによれば、われわれは、この100ミリ秒のあいだに、生じた意志が望ましいものでありそのまま受け入れてよいものであるのか、あるいは退けるべきものであるのかを判断するという。リベットの言い方では、われわれは、この約100ミリ秒のあいだに、自らの意志にたいして「拒否権（veto）」を発動することができるのである。ここにわれわれの自由の余地があるというのが、リベットの考えである。

しかし、このような解決策はうまくいかないように思われる。意識的な拒否権の発動も脳の活動と無関係ではないとすれば、行動の直前に拒否権を発動するかどうかもまた、（おそらくは拒否権の発動の約550ミリ秒前に生じた）無意識的な脳の活動によって事前に決定されているはずだからである。[7]

とはいえ、リベットの実験から、われわれは自由意志を持たないという結論を引き出すことには、いくつかの問題がある。第一に、実験手法にかんする問題がある。リベットの実験では、意識的な意志の成立と時計の文字盤上の光点の位置が比較されている。しかし、光点からの光が網膜に到達し、光点の意識的な知覚状態が成立するためには、ある程度の時間が必要である。また、

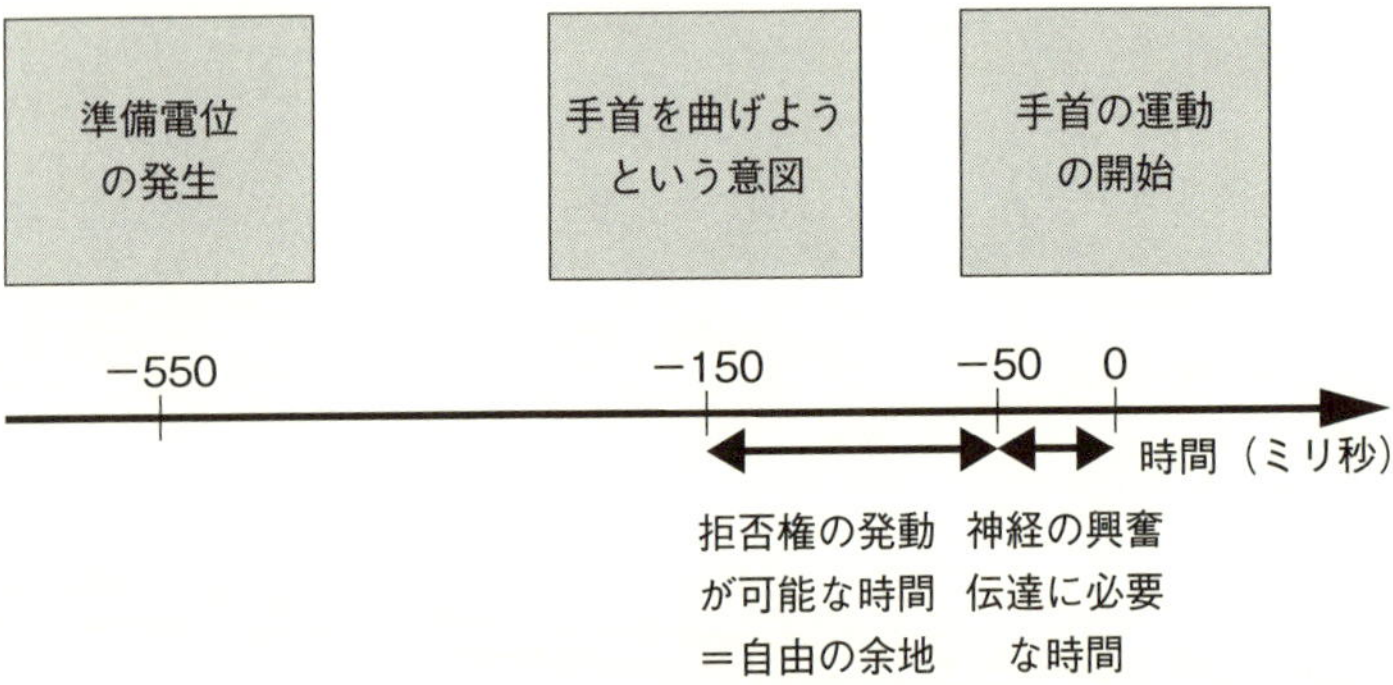

図 2-3　拒否権という考え方

光点の知覚状態を担う脳部位と意識的な意志を担う脳部位が別個のものだとすれば、両者のあいだの情報伝達にも、ある程度の時間が必要である。これらの点を考慮すれば、リベットの実験手続が、意識的な意志、準備電位、手首の運動の三者の時間的関係を測定する方法として適切なものかどうかには、議論の余地がある。[8]

このような批判にたいしては、スンらの実験（Soon et al. 2008）が応答になるかもしれない。この実験によれば、無意識的な神経活動の開始と意識的な意志の成立のあいだには、最大で10秒ほどの隔たりがあり、この隔たりを脳内の情報伝達にかかる時間だけで説明することはできないからである。

しかし、問題点はほかにもある。第二に、リベットの実験結果をわれわれの日常的な行動に一般化できるのかという点にも、議論の余地がある。リベットが実験の対象としているのは、実験中に好きなタイミングで手首を曲げるというような、事前の計画を一切必要としない行動である。

しかし、日常的な行動においては、多くの場合、われわれは何をすべきかを事前に意識的に熟慮する。たとえば、カレーを食べる直前の、腕を動かそうという意識的な意志には、準備電位が先行しているかもしれない。しかし、カレーを食べようという意識的な決定そのものは、その準備電位が生じた時点よりもはるか以前に成立している。そして、われわれの日常的な行動の多くは、このようなあり方をしている。したがって、リベットの実験が、日常的な行動にかんして何を明らかにしているのかは、自明なことではない。[9]

第三に、準備電位の生起とは無意識的な意志の成立にほかならないと考えることも可能である。そのように考えるならば、リベットの実験は、意志が成立する時点とその意志が自覚される時点に時間的なずれがあるということを示しただけであり、われわれの行動が意志とは異なる原因によって引き起こされるということを示しているわけではないことになる。意識的な意志が行動にたいして因果的な役割を持たないとすれば、それはたしかに反直観的である。しかしこのことは、われわれが自由意志を持たないということをただちに意味するわけではない。無意識的な脳の活動もまた、われわれの一部だからである。また、リベットの実験によれば、われわれの意思決定は、ある時点で瞬間的になされるものではなく、ある程度の時間をかけて徐々に生じるものなのかもしれない。これもまた、われわれの常識的な理解とは異なっている。しかし、このこともまた、自由意志の存在そのものをただちに否定する理由にはならないように思われる。

リベットの実験は、われわれの行動が常識的に考えられているような仕方で生み出されているわけではないことを示唆している。しかし、そのことが自由意志の問題にどのような意味を持つのかは、それほど明らかではないように思われる。

心理学の知見

前節の考察に従えば、リベットらによる実験のおもな教訓は、われわれの意思決定にはわれわれが自覚していない過程が関与しているということである。これは、過去数十年のあいだに心理学研究がさまざまな形で明らかにしてきたことにほかならない。

ウィルソンとニスベット（Wilson & Nisbett 1978）による位置効果（position effect）の実験は、このことを端的に示す実験のひとつである。彼らは、市場調査という名目でショッピングセンター内にコーナーを設け、そこに4組のストッキングを展示した。そして、通りかかった52人の人々に、どのストッキングの品質が最も良いかを判定させ、その理由を尋ねた。さらに、回答後、ほかに選択の理由として考えられることがあるかどうかを質問した。実験のポイントは、じつは4組のストッキングは同じものだったということである。彼らは、同じものの中から、あえてもっとも高品質なものを選択させたのである。

この実験の結果、次のようなことが明らかになった。まず、右に置かれたストッキングほど、選択される割合が高かった。それぞれの割合は、一番左から12%、17%、31%、40%だった。このように、対象の位置によってわれわれが何を選好するかが変化するというのが位置効果である。また、ほとんどの人が選択を行うことに困難を感じず、被験者に促されるまえに、自ら選択の理由を説明した。選択の理由として挙げられたのは、生地の質、手触り、縫製などである。さらに、ストッキングの位置を理由に挙げた人は一人もおらず、実験者が位置の影響を示唆しても、一人を除く全員が、位置が影響を与えた可能性を否定したのである[10]。この実験は、われわれの行動には無意識的な心的過程が大きな役割を果たしているが、われわれはそのことを把握していないということを示唆している[11]。

われわれの行動には、ほかにもわれわれが自覚していないさまざまな要因が影響を与えるということが知られている。たとえば、お金を拾うというよい出来事が直前にあったかどうかで人助けをする可能性が変化する（Isen & Levin 1972）ことや、周囲に他人が存在するかどうかや他人がどのように行動するかどうかによって人助けをする可能性が変化する（Latané & Rodin 1969）ことなどである。これらの実験結果は、人助けという社会的に重要な意味を持つ行動においても、本人が自覚していない要因が影響するということを示している点で、いっそう重要である[12]。

では、これらの知見は、自由意志と責任にかんして何を示しているのだろうか。第一の教訓はリベットの実験と同様である。一連の心理学研究は、われわれの行動はわれわれが自覚していない要因に影響を受けており、その点で、われわれの意思決定や行動のあり方は、常識的な考えとは大きく異なったあり方をしているということを示している。[13] しかし、このことは、自由意志をただちに否定するわけではない。前節でも述べたように、無意識的な心的過程や無意識的な神経活動もまた、われわれの心の活動でありわれわれの脳の活動だからである。われわれの行動を決定する過程がわれわれの心あるいは脳で生じているのであれば、依然として、それはわれわれの決定であると言うことができるように思われるのである。

しかし、一連の心理学研究は、別の点でも自由意志にたいする脅威となるかもしれない。われわれの意思決定に影響を与える過程は、たんにわれわれに意識されないというだけでなく、自動的な過程であり、われわれが自由に制御できない過程であるかもしれないからである。行動を決定するのが意識的な過程であれば、不適切な意思決定をしたことがわかれば、その過程を自らの意志で変化させ、次回からは同様の決定を下さないようにすることができるだろう。しかし、われわれの意思決定が無意識的であれば、それをみずから制御することは困難であるように思われるのである。[14]

ここで問題となるのは、われわれの行動を決定する過程が意識的であるにせよ無意識的であるにせよ、それがどのような過程であればわれわれは自由に行動していると言え、どのような過程であれば自由に行動していると言えなくなるのか、ということである。[15] 神経科学研究は、これが想像以上に難しい問題であることを明らかにする。つぎにこの点について見てみよう。

意思決定の異常にかんする神経科学研究

神経科学は、リベットの実験とは別の形でも、自由意志と責任にかんするわれわれの常識的な見方に疑問を投げかける。ここで問題になるのは、脳に何らかの異常がある人々である。

はじめに確認したように、現在の社会では、通常、われわれの行動は自由意志に基づくものであるとされ、その帰結にたいしては自らが責任を負うことになっている。そして、いくつかの例外的な場合、たとえば銃で脅されるなどして強制的に何かをさせられた場合や、精神に顕著な異常があり、正常な判断力を失っている場合などにのみ、われわれの行動は自由意志に基づくものではないとされ、われわれは行動の帰結にかんして責任を問われることがない。しかし、そのような事例はあくまでも例外的であり、ある人の脳内にせよ、周囲の状況にせよ、そこに何らかの異常な事態が存在する場合だけが、この例外に相当すると考えられている。

このような実践の背景には、おそらく次のような前提があると考えられる。すなわち、自由意志が備わった正常な状態と自由意志を持たない異常な状態のあいだには明確な違いがあり、また、後者はあくまでも例外的であり、比較的少数の事例だけがそれにあてはまる、という前提である。[16]

ところが、さまざまな行動の異常にかんする近年の神経科学研究は、これらの前提が誤りであるかもしれないことを示唆している。ここでは、二つの例を取り上げよう。

(1) 反社会性の研究

第一の事例は、反社会性の研究である。反社会的な行動を示す人々のなかには、ある一定の特徴を持つ人々が存在することが知られている。そのような人々は、利己的で、感情や良心が希薄で、他人を支配したり操作したりする傾向を持ち、衝動を制御する能力が低いといった特徴を持つ。服役者のなかにはこのような特徴を持つ人が多く存在し、このような人々は、再犯率が高く、刑罰や心理療法などによる矯正効果も低いと言われている。精神医学研究では、このような人々は精神病質者(psychopath)と呼ばれている。[17] 近年の神経科学研究では、このような人々の脳にはさまざまな異常があることが明らかになっている。

たとえば、ビルバウマーら(Birbaumer et al. 2005)は、精神病質と判定された人々と健常者を被験者として、2枚の顔写真をランダムに提示し、一方が提示されたときにのみ数秒後に不快な刺激を加えるという実験を行った。実験を繰り返す過程で被験者の皮膚伝導反応を計測すると、健常者では、数回の試行ののちに、不快な刺激と組み合わされた写真が提示されたときにのみ、刺激提示の直後に皮膚伝導反応の高まりが見られるようになった。ところが、精神病質と判定された人々では、そのような変化は見られなかった(図2-4)。さらに、実験中の被験者の脳活動をｆＭＲＩで計測したところ、健常者では、不快な刺激と組み合わされた写真が提示されたとき

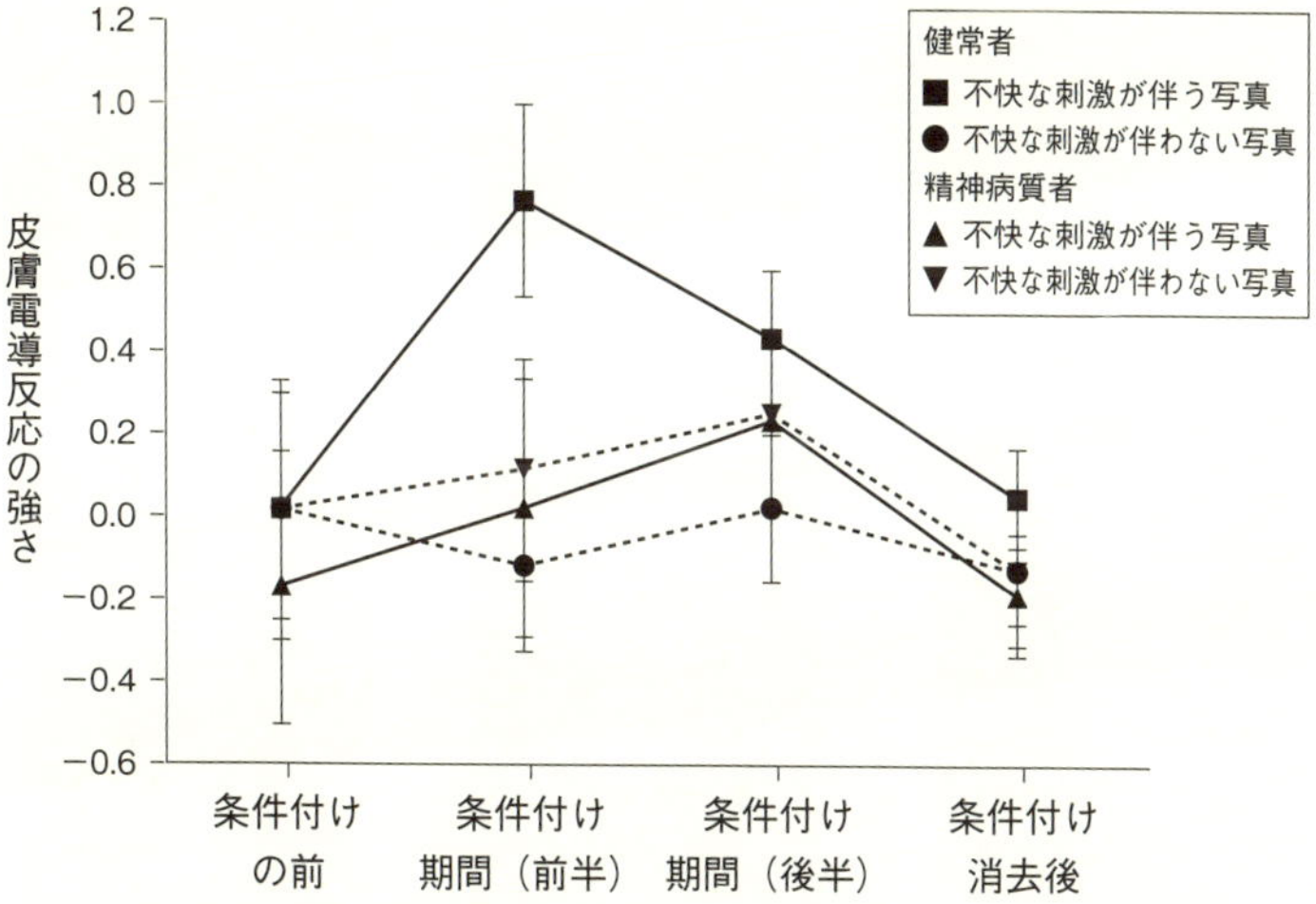

図2-4　精神病質と判定された人々と健常者の皮膚伝導反応の違い
（Birbaumer et al. 2005 より）

にのみ、扁桃体、前帯状回、島皮質といった部位の活動が強まったが、精神病質と判定された人々ではそのような違いは見られなかった（図2-5）。これらの実験結果から、ビルバウマーらは、精神病質と判定された人々は、恐怖にかかわる脳部位に異常があり、それが原因となって、古典的条件付けに基づく学習が正常に成立しないのではないかと推測している。

このような推測が正しいとすれば、ある種の反社会的な人々は、罰による学習能力に問題があることになる。このような人々は、不適切な行動をして罰を与えられたとしても、罰にたいして恐怖を抱くことがないため、それ以後同様の行動を慎むことを学習できないと考えられるからである。言いかえれば、このような人々の行動産出メ

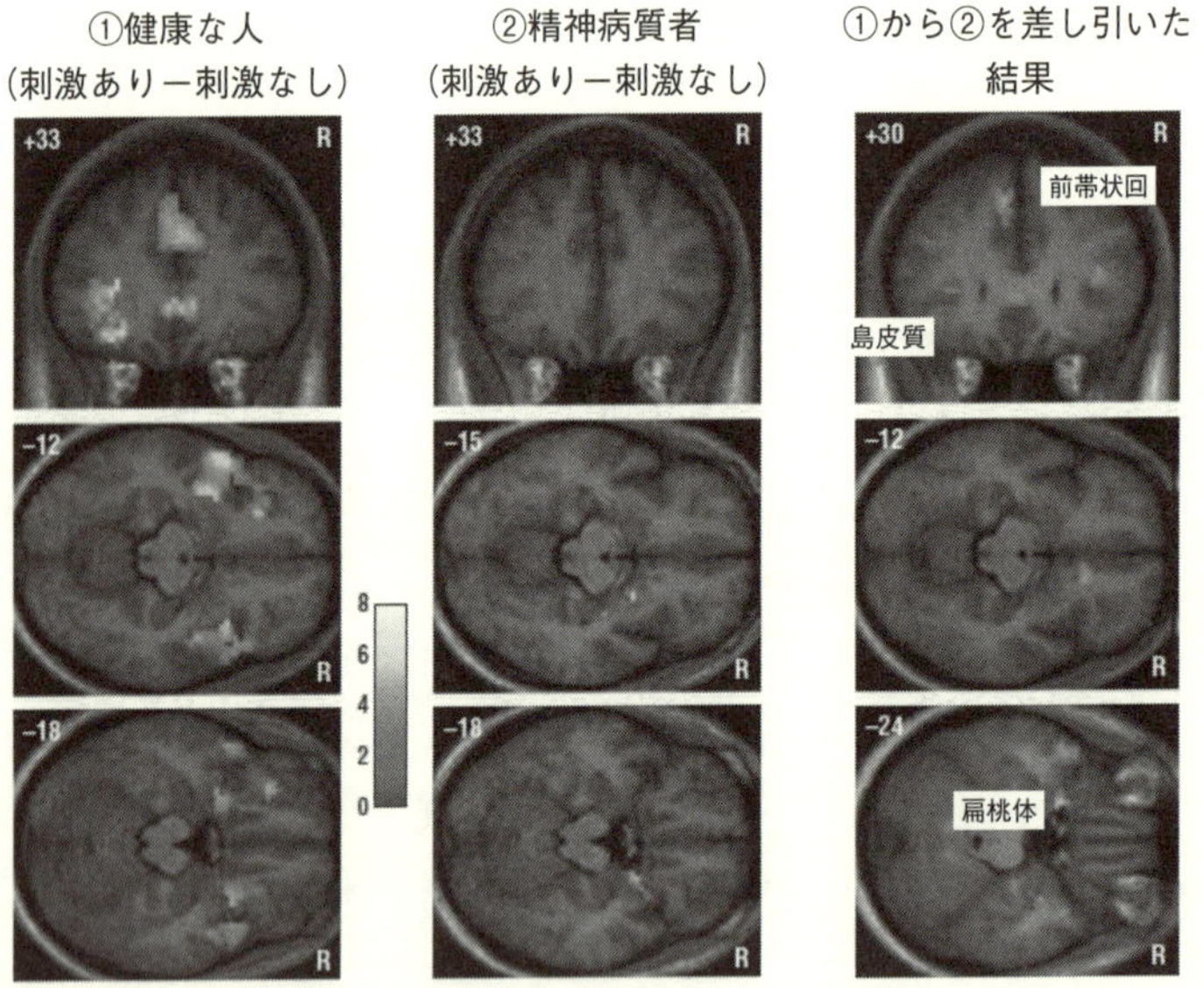

図 2-5　実験中の被験者の脳活動（Birbaumer et al. 2005 より）（カラー口絵参照）

カニズムには重大な異常があるのである。これが事実だとすれば、彼らは自由に行動する能力を欠いており、自らの行動の責任を完全には負うことができないと考えるべきなのかもしれない[18]。

(2) 違法薬物やアルコールへの依存症

次に取り上げるのは、違法薬物やアルコールへの依存症である。われわれは、アルコールや薬物への依存は意志の弱さの産物であり、依存症患者がアルコールや薬物に手を出すのは本人が自ら選択した行動なのだから、その結果についても本人が責任を負うべきだと考えている。しかし、近年の神経科学研究では、依存症患者の脳にはさまざまな変化が生じていることが明らかになっている。そして、それらの変化は、依存症患者が行動を選択する能力を大きく損なうものであるように思われる。

依存症の症状には、依存症を引き起こす物質を大量に摂取したときに生じる急性の中毒症状、摂取を中断したときに生じる離脱症状に代表される身体依存、依存する物質を繰り返し探し求めるなどの精神依存がある。依存症の治療においては、このうち、精神依存の問題がもっとも深刻であると考えられている[19]。そして、近年の神経科学研究では、この精神依存には脳の変容が大きな役割を果たしているということが明らかになっている[20]。

違法薬物の摂取によって影響を受ける脳部位は、おもに二つある。一つは報酬系と呼ばれる脳内のネットワークである。われわれが環境内でうまくやっていくためには、われわれの脳は、望ましい結果をもたらすものには高い価値を与え、望ましくない結果をもたらすものには低い価値を与えることが必要である。この作業を担うのが報酬系である。通常、報酬系は、食べ物や性的刺激など、われわれの生存にとって重要なものに高い価値を与えるようにできている。違法薬物は、この報酬系に働きかける。報酬系では、神経の興奮伝達にドーパミンが用いられているが、違法薬物を使用すると、ドーパミンが大量に放出され、その薬物や薬物に関連する刺激の価値が異常に高められる。また、薬物を常用するとドーパミン系の活動が低下し、食べ物や性的刺激など、本来高い価値が与えられるべきものの価値が低められてしまう。このような変化によって、依存症患者は、薬物だけを強く欲するようになると考えられる。

薬物摂取によって影響を受けるもう一つの部位は、前頭前野である。前頭前野は、霊長類、とくにヒトで高度に発達している部位であり、論理的思考、行動の計画、衝動の抑制など、高次の認知機能を担うと考えられている。薬物依存症の患者では、この前頭前野に機能低下が見られる。たとえばグラントらの研究（Grant et al. 2000）によれば、薬物依存症患者と健常者に前頭前野の機能を調べるアイオワ・ギャンブリング・タスクを行わせたところ、依存症患者のスコアは有意に低かったという。このスコアが悪いということは、被験者が、短期的には損をするが長期的には得をする選択肢よりも、短期的には得をするが長期的には損をする選択肢を選択することを意味している。言いかえれば、この結果は、薬物依存症患者の意思決定能力に問題があることを示しているのである。[21]

これらの研究は、自由意志と責任をめぐるわれわれの実践に、いくつかの疑問を投げかける。

第一に、これらの研究は、自由意志や責任を完全に認められる人々と明らかに認められない人々のあいだには、さまざまな中間事例が存在するということを示している。自由意志を持ち行動の帰結に責任を持ちうる人々とそうでない人々のあいだには明確な違いがあるという前提は、間違いであるように思われるのである。さらに、中間事例はこの二つの事例だけに見られるものではないということを考えれば、自由意志と責任を持たない人々はごく少数の例外であるという前提もまた、間違いであるように思われる。

第二に、このことは、われわれは中間事例に属する人々の扱いをさまざまな点で改める必要があるかもしれない、ということを示唆している。たとえば、脳に異常のある犯罪者が自らが犯した犯罪の責任を取って刑罰を科され、刑務所に入れられるのは不適切であり、むしろ彼らは何らかの治療を受けるべきなのではないだろうか。また、重度の依存症患者は自らの行動を自由意志に基づいて決定できていないのだから、われわれはそのような人々の行動をより積極的に管理すべきなのではないだろうか。[22]

これは、自由意志と責任をめぐる実践にとって、きわめて重大な修正である。上記のような態度の転換は、脳に何らかの異常がある人にたいするわれわれの態度が、従来とは本質的に異なったものとなることを意味しているからである。脳に異常がある人が自らの反社会的行動を自由意志によって制御できないのだとすれば、社会が薬物投与や脳外科手術などによって再犯を防止したり、事前に犯罪を防止したりすべきだということになる。また、アルコールにせよテレビゲームにせよ、本人の自由意志で強い依存性のあるものへの依存から脱することが不可能なのだとすれば、社会がそれらの利用を禁止したり規制したりすべきであるということになる。これはいわば、人間の行動にたいして、洪水を防ぐために川にダムを造るのと同じような態度で対処するということである。これは、たんなる自然現象と人間の行動を本質的に異なるものと考える現在の常識的な見方とは、根本的に異なる態度である。しかし、神経科学の知見をふまえるならば、このような態度の転換は必ずしも的外れではないように思われるのである。[23]

神経科学が提起する問題

神経科学や心理学の研究は、自由意志と責任をめぐる実践にどのような形で脅威をもたらすのだろうか。これまでの議論をふまえれば、ここにはいくつかの異なる問題を見てとることができるだろう。

第一の問題は、われわれの意識的な意志はわれわれの行動にたいして影響を持たないかもしれないということである。これはわれわれの常識的な見方に反するが、ただちに自由意志を否定するものではない。

第二の問題は、われわれの行動の多くは、われわれ自身が自覚していないさまざまな無意識的な過程に影響されているということである。これもまた常識的な見方に反する知見だが、やはりただちに自由意志を否定するものではない。[24]

第三の問題は、われわれの行動に影響を与える無意識的な過程は、われわれが制御することのできない、自動的な過程であるかもしれないということである。このことが自由意志にたいする脅威となるかどうかは、われわれの行動が自由であるためには、その行動を生み出す過程はどのようなものでなければならないかによる。

ここで第四の問題が重大な意味をもつ。第四の問題は、常識的な見方に反して、自由意志や責任を持つ人々とそうでない人々は、連続的なあり方をしているということである。そして、その中間に位置する精神病質者や依存症患者の自由意志や責任についてどう考えるべきか、われわれには明らかでないのである。

ここでわれわれが直面しているのは、次のような状況である。神経科学の知見によれば、正常な人々の行動も、精神病質者の行動も、完全に判断能力が失われた人々の行動も、神経生理学等の法則に従った脳内の過程によって生み出された行動という点では違いはない。そして、完全に判断能力が失われた人々の行動には自由意志を認めることはできないし、精神病質者の行動にも自由意志を完全に認めることができるかどうかは疑わしい。したがって、それらの人々の行動を生み出す過程と正常な人々の行動を生み出す過程のあいだに、なんらかの重要な違いを見出すことができなければ、正常な人々の行動にも自由意志を認められなくなってしまうように思われるのである。

じつは、これは、哲学における自由意志論と密接に関連する問題である。哲学における自由意志論では、自然科学的な世界観において想定される因果的決定論とわれわれが自由意志を持つという考えははたして本当に両立しうるのか、という問題が長年論じられてきた[25]。いま問題となっているのは、両者が両立可能であることを示すためには、われわれの行動はすべて決定論的な過程によって生み出されているという点では同じであるにもかかわらず、ある種の過程によって生み出された行動だけが自由意志によるものだと言えるのはなぜかを具体的に明らかにしなければならないということである。しかし、そのような説明で、これまでに取り上げたさまざまな経験科学の事例にも適用可能なものは、われわれの手元には見当たらないように思われる。[26] そのような説明なしには、われわれは自由意志を持つと自信を持って言い切ることはできないのである。

神経科学は、一般的、理論的なレベルと、個別的、現実的なレベルのどちらにおいても、自由意志と責任をめぐる実践に疑問を投げかける。個別的なレベルでは、神経科学の新たな知見によって、脳に何らかの異常のある人の行動は自由意志に基づくと言えるのか、その人は行動の帰結に責任を負うことができるのかということが、さまざまな場合に問題となる。一般的なレベルでは、人間の意思決定のメカニズムが具体的に解明されることによって、因果的決定論と自由意志は両立しうるのかという伝統的な哲学的問題が、あらためて問い直されることになる。どちらのレベルにおける問題も、神経科学の進展によって、今後いっそう切実なものとなるだろう。[27]

注

＊　本章は平成22年度三菱財団学術研究助成金（人文科学）による研究成果の一部である。

[1] これらの問題については、たとえば、信原・原（2008）を参照。

[2] 哲学の文脈では、自由意志に基づく行動を行為と呼ぶことが一般的だが、ここでは、混乱を避けるために行動という言葉を一貫して用いることにする。

[3] リベットの実験については、Libet（2004）において、本人による詳しい解説と考察が展開されている。

[4] 一般に、われわれが自発的に身体の部位を動かすときに、脳の電気的な活動を脳波計によって計測すると、身体部位の運動が実際に始まる約1000ミリ秒から500ミリ秒前に、脳の補足運動野で負の電位変化が生じる。補足運動野におけるこの電位変化は、実際の運動に先立って生じることから、準備電位（readiness potential）と呼ばれる。

[5] この実験にかんしては、その後さまざまな再現実験や関連する実験が行われており、そのなかで、いくつかの興味深い事実が明らかになっている。

たとえば、ハガードとアイマー（Haggard & Eimer 1999）は、補足運動野における準備電位は意識的な意志が早く形成されるか遅く形成されるかによらず一定のタイミングで生じるのにたいして、側性化された準備電位（lateralized readiness potential）、すなわち、曲げる手と反対側の補足運動野における準備電位は意識的な意志のタイミングに応じて変化することを明らかにし、後者こそが意志の形成に対応しているのではないかと指摘している。また、トレベナとミラーによる再現実験（Trevena & Miller 2002）によれば、側性化された準備電位は意識的な意志より後に生じることもしばしばあるという。

さらに、本文でも言及したように、スンら（Soon et al. 2008）によるｆＭＲＩを用いた実験では、運動より最大で約10秒前に前頭極と頭頂葉で関連する活動が計測されたという。この実験結果は、補足運動野において準備電位が生じるよりもかなり早い時点で、脳の別の領域において意思決定と関連する活動が生じているということを示唆している。

これらの実験結果は、リベットらの実験結果を再現するとともに、意思決定に関連する脳の活動は、さらに広範囲にわたって、さらに早い段階から生じているということを示唆している。
［6］　米国の心理学者ダニエル・ウェグナー（Wegner 2002）は、実際にそのような議論を展開している。彼によれば、実際にわれわれの行動を引き起こしているのは無意識的な心的過程であり、意識的な意志がわれわれの行動を引き起こしているというのは、意識的な意志と行動の間に一定の関係が成立することによって生じる、一種の錯覚である。
［7］　このような批判にたいして、リベット自身は、拒否権の発動に無意識的な脳の活動が先行していないことも論理的に可能であり、自由意志を守るためにはそのように考える必要がある、と応答している。しかし、このような応答は論点先取にほかならない。
［8］　たとえばヨールデンスら（Joordens et al. 2002）は、ある出来事が生じた時点を報告する課題において、われわれはその時点を65-70ミリ秒遅れて報告するということを明らかにし、意識的な意図が成立したタイミングも、同じように遅れて報告されている可能性があると指摘している。ただし、65-70ミリ秒の遅れは、両者の時間関係を逆転させるには十分ではない。
［9］　もちろん、この事前の意識的な決定にも、それにわずかに先行する無意識的な神経活動が存在する可能性がある。これは、経験的に探求すべき問題である。
［10］　ニスベットらによれば、位置の影響の可能性を認めた一人は、心理学の授業を受講している大学生だったという。ただし、その女性の選択は左から二番目だった。
［11］　ウィルソンとニスベットによれば、行動の原因が本人に明らかでないとき、われわれは、行動とその原因の関係にかんする常識的な理論に基づいて、自らの行動の原因を推測する。これが正しいとすれば、行動の原因を把握することにかんして、当人は、第三者とくらべて特に有利な立場にはないことになる。
［12］　哲学的な観点から見れば、人助けをするかどうかという道徳的な決定が、その場に他人がいるかどうかや他人がどう振る舞うかといった、その決定にとって非本質的であるはずの要因によって左右されるという点で

も、これらの知見は重要な意味を持つ。この点については、アッピア（Appiah 2008）を参照。
[13] この点については、下條（1996）にさまざまな研究が紹介されている。
[14] 実際に、われわれの行動に影響を与える無意識的な過程のなかには、そのような過程が存在することを知ったとしても、その影響を排除したり、その過程を制御したりすることが困難なものもある。たとえばプライミングはその一例である。
[15] ここで、常識的に考えられる一つの答えは、その過程が自然法則に従って決まった仕方で進行するとすれば、その結果生じる行動は自由なものとは言えず、そうでないならば、行動は自由なものと言える、というものだろう。しかし、現在の自然科学的な見方のもとでは、このような答えは受け入れがたい。神経生理学などの知見によれば、意思決定の際にわれわれの脳で生じている過程が何らかの自然法則に従ったものであることは間違いないからである。また、哲学における自由意志論でしばしば指摘されるように、ある過程が自然法則に従わず、完全にランダムであったとしても、それは自由意志をもたらすようには思えない。
[16] 哲学者のパトリシア・チャーチランドは、このことを、「自由意志はデフォルトである」（Churchland 2006, p.9）という表現で指摘している。
[17] 精神病質というカテゴリーが妥当なものであるかどうかについては、賛否両論がある。この概念を支持する論者（たとえば、Kiehl 2008）は、精神病質者の判定基準（Hare Psychopathy Checklist-Revised, HPC-R）の信頼性と妥当性は、さまざまな研究によってくり返し確認されていると主張する。それにたいして、この概念に懐疑的な論者（たとえば、Callender 2010）は、HPC-Rにおける精神病質者と健常者のスコア分布は連続的であること、HPC-Rで精神病質者と分類される人々にはさらに二つの下位集団があると考えられること、HPC-Rの有効性は方法論的な理由から疑わしいことなどの問題点を指摘している。

とはいえ、以下の議論は精神病質というカテゴリーの実在性を前提とするものではない。精神病質者が健常者と明確に異なる人々であるにせよ、健常者と連続的であるにせよ、このような人々の自由意志と責任をめぐる現在の実践が再考を迫られるという点では変わりがないからである。

[18] 精神病質者を対象とした研究では、そのほかにも、社会的行動にかかわるさまざまな脳部位に異常が見られるという研究結果がある。その他の研究については、たとえば、ブレアらの総説論文（Blair et al. 2005）を参照。ただし、この種の研究ではさまざまな脳部位に異常が見出されており、精神病質者と呼ばれる人々に共通の脳機能の異常は見出されていないということに注意が必要である。とくに、本節で紹介した感情に関わる部位の異常とは独立に、計画性や衝動の抑制に関係する部位（腹内側前頭前野など）の異常がしばしば見られることを考えるならば、精神病質に分類される人々のなかには、いくつか異なった脳の異常を持つ人々が混在している可能性がある。

[19] 薬物依存については和田（2010）などを参照。

[20] 依存症の脳内メカニズムにかんしては、ヴォルコウらの総説論文（Volkow et al. 2003）などを参照。

[21] 適切な意思決定や衝動の抑制は、前頭前野を中心とした部位で行われ、この部位の働きは、ドーパミン系によって調節されていると考えられている。近年の研究によれば、薬物使用によってドーパミン系の働きが変容し、その結果として前頭前野などの働きが変容するというように、報酬系の異常と前頭前野の異常のあいだには密接な関連があるらしい（cf. Hester et al. 2009）。

[22] もちろん、このような中間事例に相当する人々は、より極端な事例に相当する人々と比べれば、正常な人々と多くの共通点を持っている。それゆえ、このような人々は自由意志や責任の一部が認められないだけである、と考えられるかもしれない。しかし、そうであるとしても、このことは、自由意志や責任は程度問題であるということを意味する。このこと自体、われわれの常識的な考えとは大きく異なるように思われる。われわれの常識的な見方によれば、自由意志は通常は全面的に認められるものであり、ごく少数の事例のみにおいて割り引かれるものだからである。

[23] このような転換がもたらす原理的な問題は、悪い行動はすべて何らかの脳の異常のせいであるということ

になれば、われわれが責任を負うべき、あるいは負うことが可能である悪い行動は存在しなくなってしまう、ということである。人の行動を非難したり、人に罰を科したりすることが不可能になれば、自由意志と責任をめぐる実践の眼目そのものが失われてしまうように思われるのである。

[24] ここで、状況や他人の存在などの要因の場合はどうなのかという疑問を抱く人もいるかもしれない。しかし、これらの要因もまた、無意識的な心的過程を介してわれわれの行動に影響を与えていると考えられる。その点では、これらの要因に影響された行動も、依然としてわれわれ自身の心的過程によって生み出された行動と言うことができる。

[25] 哲学における自由意志の問題については、例えば門脇・野矢（2010）の序論を参照。

[26] たとえば、ある行動が自由意志に基づくものと言えるのは、他の行動をとる可能性があったときのみである、というような基準が考えられるかもしれない。しかし、「他の行動をとる可能性」を、過去の履歴も現在の脳の状態も周囲の状況もまったく同じであるにもかかわらず、他の行動を取ることができる可能性と解釈するならば、われわれにはそのような可能性はないように思われる。自然科学的な知見によれば、われわれの脳内で生じる意思決定の過程はすべて、生理学等の自然法則に従って決定論的に起こることだからである。

[27] 本『社会脳シリーズ1　社会脳科学の展望――脳から社会をみる』も参照。

3　社会脳研究と社会との関係
——脳神経倫理の視点から

福士珠美

はじめに

「脳神経倫理」は２００２年に開催された国際会議、Neuroethics: Mapping the Field において成立が宣言され、ヒトの倫理、道徳性の理解探究に関わる脳神経科学研究と、ヒトを対象とした脳神経科学研究を実践する過程、さらには研究成果の社会還元、実装の途上にある倫理的課題などの解決に向けた学術的分析、政策対応などを包含する、まさに人文社会科学と脳神経科学の融合、連携によって成り立つ学問領域である（Marcus 2002）。英語の Neuroethics の邦訳について、直訳的に「神経倫理」とする向きもあるが、本領域を日本に導入する主導的な役割を果たしてきた佐倉統が「脳神経、という言葉の方が、脳神経科学の対象とする領域の大きさと専門外のステークホルダーに関わる問題の深さを反映したニュアンスを持つ」という見解を示し、日本の学術コミュニティにおいては「脳神経倫理」という表現を定着させようとしている（信原・原2008）。本章では、この、脳神経倫理の視点から「社会脳」研究開発が持つ科学的な可能性に対し、その専門家である研究者たちとは異なる立場にいる大多数の非専門家の人たちによって構成される「社会」においてそれがどのように実装されるべきかについて

（1）社会脳研究における非専門家による研究協力の位置づけは医学研究のそれとは異なる
（2）非専門家の多くは脳科学に対して過剰な期待に基づいた評価を行う
（3）非専門家であっても脳科学の先端的な研究成果を容易に入手できる

という「3つの前提」の存在をまず考慮すべきであることを提唱したい。

どの前提も、社会脳研究をはじめとする脳神経科学に限らず、研究技術開発の重要性や社会貢献の可能性について学術研究コミュニティがどのように社会に発信し、それを社会が理解するか、という問題を孕んでいる。それらも含めて考察を進めていくにあたり、まず「脳」と「脳科学」が非専門家にとってどのような意味、価値をもつものか、という問いから、これらの前提について考えていく。

「実験者」が作りだした「被験者」という存在はどのように守られるべきか

まず、第1の前提について述べていこう。

社会脳研究の成果は、いずれは社会適応に困難を抱え、その原因として脳機能の障害を持つような人々への応用が可能になるかもしれないが、現在の萌芽的段階においては、健常な人々を対象とした認知心理学、社会心理学の手法を応用した認知神経科学研究の範疇として扱うべき内容が多い。

筆者らは以前、心理学研究における研究対象としてのヒト、いわゆる「被験者」と呼ばれる人々と、医学研究にとっての被験者の倫理的位置づけの違いについて、医療行為の介在の観点からの考察を行った（安藤ら 2009）。医学の場合、病気になる人、つまり、患者の存在がまず先にあり、患者の病を治す人材に対する社会的需要を生み出した。その結果、世の中に医師という職業ができ、医学が生まれ、医学研究という分野が生じてきた。医学研究に協力する人々の多くは「患者」であり、そこには実験者による医療技術の提供とそれを享受する被験者（患者）、という契約関係がまず成立する。それに基づいて、「よりよい医療技術を作りたい実験者」と「よりよい医療技術を作ってほしい被験者」が目的を共有した上で、実験協力の依頼と承諾という二次的な契約関係が生じてくると考えられる。これらの契約関係を結ぶ過程で適用されるのが「医療倫理」「生命倫理」で提唱されている理念、手続き論と言える。

では、社会脳分野において、被験者とはどういう位置付けで捉えたらよいのか、社会脳分野が包含する要素の多い心理学研究における考察を基に考えてみよう。先述の筆者らの考察では以下のような見解を持っている。すなわち、心理学研究においては、医学研究とは異なり、他者からの需要ではなく、自らの関心によって「心理学」という学問を興した結果、心理学者が生まれ、その研究を行うために必要とされた他者への協力要請の結果として被験者が存在するようになった。つまり、実験者と被験者の契約関係は医学研究と全く異なる形式によって成立しているのである。心理学研究に協力する多くのヒトは「善意によって研究者に恩恵をもたらす」立場であり、実験者が被験者に供与できる実益が、明確には存在しない。つまり、医学研究においてみられた「医療技術の提供と享受」という契約関係を基盤とした実験者と被験者の「目的共有の前提となる基盤契約から派生した二次的契約」という構図は、心理学研究においては成立しないのである。心理学研究に従事する者は、こうした「医学研究とは異なる次元に生じる被験者の自発性」を尊重し、実験協力を要請する際の社会に対する謙虚さ、被験者の存在そのものへ尊敬の念、そして、研究に協力くださる方々の善意への感謝、について、いま一度強く自覚を持たなくてはならないだろう。

では、ひとたび実験協力を承諾くださった被験者に対する倫理手続きにおいて、医学研究と社会脳研究、あるいは心理学研究に何か違いがあるのだろうか。社会脳研究や心理学研究は医学研究に比して、生死にかかわるようなリスクに被験者が遭遇する確率は非常に低い。しかし、それを理由に医療倫理、生命倫理で提唱されてきた「自律の尊重（respect for autonomy）」「無危害（nonmaleficence）」「善行（beneficence）」「正義（justice）」といった原則や、「インフォームド・コンセント（説明と同意）」などの被験者保護のための実践手続きを軽視することになってはいけない（Beauchamp & Childress 1979）。むしろ、人体を対象として扱ってきた医療と医学研究の長年の蓄積によって作られてきた実践倫理を基盤に、さらに「明示的な高いリスクとは現時点でみなされなくとも、その影響が未知で長期的、日常的に持続しうる可能性があるリスクからの被験者保護」の視点を加味することが重要である。具体的には、直接の死因とはなりにくい脳神経系の疾患への罹患や発症リスクに関する情報を実験協力したことで得てしまう場合（実験用に撮像されたＭＲＩ等による偶発所見（incidental finding））に、被験者に対してどのような告知、フォローアップを行うかの手続きについて（福士 2007; Seki et al. 2009）、や、被験者の脳に対して磁気や電流等による刺激を与える実験の場合の安全基準の設定、遵守など、である（Fukushi & Sakura 2008）。特に、直流電気刺激（tDCS）については、安全基準の設定そのものが、まだ国際的に確立、確定された状態ではなく、現行の安全基準内で実施された実験においても有害事象が生じる可能性もある（笠原ら 2011）。こうした「安全基準内で生じた有害事象」への対応方針の確立は、個々の実験者のみならず、関連する学会コミュニティが、国際合意、連携も見据えて進めていくことが求められる。

「脳」と「脳科学」の持つインパクトをどのように受け止めるか

一般の人では意味はよく理解できないカタカナの用語を用いて、それを聴いたひとに何かすごいもの、すごいことを連想させることを、清水義則は、自身の著作『インパクトの瞬間』において、「ジンクピリチオン効果」と名付けている（清水 2009）。ジンクピリチオンというのは抗菌剤・防腐剤で、ベストセラー商品のシャンプーのCMで「ジンクピリチオン配合」が長く謳われていた。この効果について、生物学者の近藤滋は「言葉は、その意味するところとは別に、その音感と新奇性に由来する「衝撃力」を持つ場合があり、清水教授は、そのような『爆発性言語』の精神活動への影響力を『ジンクピリチオン効果』と命名したのである」と分析している（近藤 2011）。近藤は、さらに生物学における専門用語と組み合わせられる技術用語を「シナジー」、「クロストーク」、「ダイナミクス」、「システム」、などの曖昧な一般用語に置き換えることで生じる「ジンクピリチオン化」が可能であるとし、昨今の生物学研究業界で用いられる用語のいくつかは、その「ジンクピリチオン効果」によって論文や申請書を書く際に非常に有効に利用できる、と指摘した。生物系の研究者や、筆者のように科学技術政策に関する文書に触れたことのある者なら、生物学用語のジンクピリチオン効果について直感的に理解できるだろうし、そうでない人も清水と近藤の洞察力に感嘆と共感を持てることだろう。

これら「ジンクピリチオン効果」に関する予備知識を背景に「脳」と「脳科学」というコトバについて、改めて考えてみよう。どちらも漢字表記であり、極めて明確に定義が可能である。その意味からはこれらの用語には「ジンクピリチオン性」は認められない。脳を「ブレイン」とカタカナ表記にしても、「ジンクピリチオン化」を直感できるほどのインパクトはない。しかし、認知心理学の実験からは、「脳」や「脳科学」、あるいはそれらを想起させる用語や画像はまさに「ジンクピリチオン効果」とでも言うべき一種の威力を発揮することが示されている。

「脳」あるいは「脳科学」に関連した表現が人間の価値判断にどのような影響を与えるか、イェール大学の研究グループが2008年に発表した論文がある（Weisberg et al. 2008）。彼らは「脳科学的な表現が文章に加えられることによって、人間はその文章のもつ情報の質を適正に判断できなくなる」という仮説の下、脳神経科学の知識のない被験者群（Novices）、イェール大学で脳科学の講義をうけた教養課程学生群（Students）、脳神経科学を専攻する大学院を卒業した専門家群（修士課程以上）（Experts）、のそれぞれに心理学の用語の説明文を読んでもらい、説明の分かりやすさに関しての評価をしてもらった。その際、同じ用語を説明するために「論理性の良悪（Good vs. Bad Explanation）」という条件と「用語の説明に不必要な脳科学的説明を含める／含めない（With vs. Without Neuroscience）」という条件を設け、それらの組み合わせによる合

表3-1　「文章そのものもの論理性」と「脳科学的な表現」を組み合わせた心理学的用語「Curse（呪い、悪態）」の説明例（Weisberg et al. 2008の表を筆者が和訳、改変）

	良い説明 (Good Explanation)	悪い説明 (Bad Explanation)
脳科学的説明なし (Without Neuroscience)	実験者はこの場合の「Curse（呪い、悪態）」は、被験者の視点を他者が知っているであろうことへと切り替えることに困難があったために生じたのもので、被験者自身の考えを誤った形で他者に押し付けているものだと主張する。	実験者はこの場合の「Curse（呪い、悪態）」は、被験者が、他者の知識を判定しなくてはならない際により多くの過ちを重ねたことから生じたと主張する。人は己を知るほどよい判断ができる。
脳科学的説明あり (With Neuroscience)	脳画像は、この場合の「Curse（呪い、悪態）」は前頭葉の神経回路が自己認識に関係していることから生じたことを示している。被験者の視点を他者が知っているであろうことへと切り替えることに困難があり、被験者自身の考えを誤った形で他者に押し付けているものである。	脳画像はこの場合の「Curse（呪い、悪態）」は、前頭葉の神経回路が自己認識に関係していることから生じたことを示している。被験者は他者の知識を判定しなくてはならない際により多くの過ちを重ねた。人は己を知るほどよい判断ができる。

計4種類の文章を呈示した。たとえば、「Curse（呪い、悪態）」という用語についての説明文を日本語に訳して見ると、表3-1のようになる。

この論文で用いられたのは、2×2の4条件において得られた評価スコアの点数をグループ内で比較する、という至極シンプルな実験計画である。そしてこのシンプルさが「脳科学的説明のジンクピリチオン性」に統計学的な根拠をもたらした。脳科学の知識のない人は悪い説明文でも脳科学的説明があるとわかりやすさのスコアが有意に上昇したが、脳科学の専門家なみの知識があると、むしろ脳科学的説明の挿入によってスコアは低下傾向を示した。つまり、脳科学の知識がないと脳科学的説明のジンクピリチオン効果はてきめんであるが、専門家にはそれは通用しなかったのだ。では、大学の教養課程程度の脳科学の知識を持つ人々はどのような評価傾向を示したのか。彼らの評価は、脳科学の専門家ではなく、素人の方に近かった。脳科学的説明によって文章のわかりやすさに関する評価は上昇したのだ。つまり、教養課程程度の脳科学の知識は「脳科学的説明の必要性や妥当性」の評価にはあまり役立っているとは言えない、ということをワイズバーグらの研究は示しているのだ。

脳画像の持つ同様な心理的な効果については、コロラド州立大学の研究グループが報告している（McCabe et al. 2008）。脳科学の授業を履修している同大学の教養課程の大学生たちに、たとえば、「テレビを見ると数学的能力が向上する、なぜならテレビを見ているときと数学の問題を解いているときに脳の同じ部位が活性化するからだ」という文章と、棒グラフ、脳画像を見せる。棒グラフは脳画像のデータが示す活性化の度合いを示すものだ。文章、棒グラフ、脳画像、は、実は同質の情報しか含んでいないうえ、文章の内容自体が信憑性のないものに設定されている。しかし、「この文章は科学的論理性が高いと思いますか？」という質問に4段階評価で学生たちに答えてもらうと、三者三様の結果となるのだ。文章だけを示した条件は、科学的論理性の高さについて、もっとも低い評価をうけ、脳画像を示した条件はそれよりも有意に高い評価が与えられた。科学的に立証されていない話でも、そこに脳画像が付加されると、科学的論理性の評価が高まる、つまり脳画像によって「なんだかよく論理的な説明を聞いた気持ちになってしまう」という「画像情報の付与による非科学的文章のジンクピリチオン化」が可能なことを、この実験は示している。

これらの結果から、特定のカタカナ専門用語でなくとも、脳科学的説明や脳画像、という、脳を連想させる広範囲にわたる視聴覚情報が「ジンクピリチオン性」を内包していることと、脳科学者のような専門知識を持つ人は脳と脳科学によるジンクピリチオン効果の影響を受けないという非専門家とのギャップが世の中に存在していること、が示唆される。このような「ジンクピリチオン性のギャップ」を利用すれば、脳科学的知見や脳画像の呈示によって、脳科学の専門家たちによって、非専門家たちの価値判断をもっと意図的かつ大規模に操作することが可能かもしれない、という懸念が生まれる。裁判員の量刑判断や、消費行動、選挙における候補者への評価などに実はさしたる根拠もないような脳機能画像が一枚加わることで、大きな社会的影響を与えることができるかもしれないのだ。こうした懸念は、社会脳に関する研究成果の公表のあり方を検討する上で無視できない前提と言える。

脳科学研究は「想定外性」とどのように対峙すべきか

先に述べたように、「社会脳」と「社会」の関係性について考察するにあたっては、非専門家による社会脳実験への協力における「医学研究とは異なる次元」にある「自発性」、そして、「非専門家の大多数は脳科学に対して過剰期待を持ち過大評価を行う」という「過大性」という前提を脳神経倫理の立場から指摘した。前者二つになぞらえると、第三の前提は「想定外性」として説くことができるだろう。では、社会脳研究における「想定外性」とは何か。まず、近年急速に技術開発の進展している合成生物学のデュアルユース（軍民共用）問題から「先端科学技術研究の成果発表がもたらす想定外性」の概要を説明し、脳神経科学へと展開していこう。

合成生物学（Synthetic Biology）は2000年代初頭において世界的な進展を見ている生物学の新興領域である。たとえばセロらによるゲノム情報のみに由来する感染性のポリオウイルスの作成（Cello & Wimmer 2002）や、逆遺伝学（reverse genetics）の技術との組み合わせによるタンペイらの1918年型インフルエンザ（いわゆる「スペイン風邪」）のウイルスの人工的再構成などの成功（Tumpey et al. 2005）が例として挙げられる。2010年には、クレイグ・ヴェンターらが合成されたゲノムを組み入れたマイコプラズマの培養に成功し、親に由来する遺伝子を一切持たない生命体の創生が可能であることを示した（Gibson et al. 2010）。これらの研究成果は、生物学研究に新しい境地を拓いたという賞賛を得る一方で、倫理的観点や生物兵器への転用などの観点からの懸念も指摘されてきた。防衛医科大学校の四ノ宮成祥は、それらの懸念を国際生物兵器禁止条約とその運用の観点からこう指摘している。

現在、感染性の微生物（細菌、真菌、完全なウイルス粒子など）や毒素は移譲や輸出入規制の対象となっているが、多くの遺伝子断片や遺伝子情報は規制対象外である。しかし、任意のＤＮＡをＤＮＡ合成機で合成して利用することが可能である以上、遺伝子情報を元にしたＤＮＡ合成という行為そのものに規制をかけない限り管理することは到底不可能であるとの意見もある。しかし、逆にこれを規制することは、生命科学の進歩や工業的発展を大きく妨げる要因となりかねない。（四ノ宮・河原 2011）

「生命科学研究の進展」「イノベーションへの貢献」という大義の下で合法的に実施される研究成果が実際は何に使われるのか。その用途を制限する規制が存在していない場合、科学的真理の探究や平和利用以外の目的にその産物が、研究者たちの思惑とは全く異なる文脈に従って使われてしまうというリスクは否定しきれない。これまでにも、私たちは原子爆弾や致死性の毒ガス、細菌兵器の製造技術において、純粋科学の研究成果が重要な役割を果たしてきた前例を経験してきた。逆に、軍事目的で開発された科学技術が人々の日常生活に取り込まれ、それまでの生活様式を一変させるようなインターネットなどの例もあるが。いずれにしても、開発当事者たちの思惑、目的を超越した展開を見せる、ということが科学技術全般に言える「想定外性」のひとつの側面である。そして、近年その「想定外性のリスク」を広げているのは、研究者たちが公表する学術論文そのものがもたらす「もうひとつの想定外性」にある。

「もうひとつの想定外性」の背景にあるのは、高度に発達したIT社会における「オープンアクセス」「情報公開」の概念である。インターネットの発展、普及によって一度発信された情報には、より多くの人々が場所や社会的立場に関係なく同時に取得することが可能になってきた、という技術的背景と、「国民の税金の一部が投資されている公的研究支援による成果は、幅広く国民に公開、還元すべし」という考え方が先進国で浸透してきたという社会的背景を反映したものだ。近年、欧米諸国を中心に公的研究資金による助成を受けている研究プロジェクトに関する様々な情報——研究代表者、共同研究者、申請予算額、交付予算額、研究開始時期、さらには、そのプロジェクトの成果として公表された学術論文の数や、これまでに計画・実施された臨床治験の数、取得された特許の数など——の公開が行われてきた。それらの多くは、個人情報の入力や金銭振込などなくとも、インターネットにアクセスできる人々ならだれでも閲覧が可能という「オープンアクセス」な情報として掲載されている。特に、学術論文の公表に関しては、掲載誌の方針や登録データベースの方針に準拠して閲覧料を聴取することなく、文章と図表を閲覧、ダウンロードできるものも増えてきている。実際に、PubMed（http://www.ncbi.nlm.nih.gov/pubmed）という、アメリカ国立衛生研究所図書館に所蔵される学術雑誌のデータベース検索システムに2011年9月現在登録されている「合成生物学」をキーワードに持つ論文1万4288編のうち、実に30％近くの4771編が無料で全情報のダウンロードが可能なフリー・アクセス論文である。このようなオープンアクセスの制度は、研究論文の検索のみならず、もっと生物科学研究において基盤的な情報、各種の生体試料の遺伝子配列情報のデータベース、化合物のライブラリー、あるいはiPS細胞が世界のどこで、どのような動物やヒトから作られているか、などにも適用されている。さらには、研究者個人の開設するホームページやブログなどから抽出される情報や、大学などの研究機関そのものが公開、発信する情報なども、不特定多数の人間のアクセスが可能になっているのが現状である。サイエンス誌など一部の学術雑誌では、論文内容によっては、投稿論文の学術的レベルを審査するための同一領域の専門家によるピア・レビュー（学術査読）の他、セキュリティー上の問題について学術査読とは別の体制でも審査を行う制度を設けるところも出てきた。

先端科学技術研究における二つの想定外性とそれらの背景について、社会脳研究の現状や展望を当てはめてみよう。人間の社会活動やその根底にある社会性を支える脳のメカニズム解明は、まだまだ始まったばかりである。そして被験者の脳から計測される種々の脳活動が何を意味するか、その評価や解釈についてもまだ確立されたものがあるとは言い難い。何より、ヒトの脳活動を長時間安定的に計測できる技術自体が確立されてはいない。そのように考えると、「脳科学研究の『想定外性』についてデュアルユースの事例をもとに考察するなど次期尚早、心配する段階にない」という意見もあるかもしれない。しかし、私たち日本人社会は、潜在的な社会的懸念、脅威というものはより早期から、それがもたらす最悪の被害を想定して対応を考えておくことが重要、という事例を、2011年の東日本大震災とそれをきっかけに生じた原子力発電所の事故においてまざまざと見せつけられた。未曾有の自然災害や史上空前の人災と、脳神経科学の技術発展がもたらす可能性のある脅威をひとくくりに考えることは適切ではないかもしれないが、日ごろ自分たちが顧みることのない科学技術の潜在的な危険性について先回り的な配慮を以ってその安全性と平和利用を尊重する手続きを整えておくべし、という点について、両者は共通の問題を孕んでいる。また、その研究開発が萌芽的段階にあり、既得権益を守ろうとするステークホルダーたちの「ムラ社会」の形成にいたっていないからこそ、その評価や解釈についてどのような安全性の担保を求めるか、倫理的配慮のあり方を検討するだけの、ある種の自由度が残されているとも考えられる。その現状を踏まえつつ、将来的に社会脳研究の成果に潜在する「想定外性」のリスクとそれを回避するための方策を検討したい。

ヒトの脳を対象とした実験においては、まず、被験者個人の脳の活動がある程度の時間にわたって逐次的に記録される段階から、記録された脳活動を「どのように保護、活用するか」という倫理的な問題が生じる。今のところ脳神経の活動記録に特化した個人情報の保護や管理に関する法規制は存在しない。非常に一般化された法規制として「個人情報の保護に関する法律」が日本でも制定、施行されているが、学術研究に関しては、この法律の義務規定の適用除外対象になっているのが現状である。そのような状況で「特定の個人の思想や心情の推察が可能かもしれない生体情報」としての脳神経活動について「何を、どこまで、どのように」規制すればよいのか、は実は未だにはっきりしていない。技術的には霊長類の神経細胞の活動は、インターネットを介した信号としてアメリカと日本の間で転送可能な情報であることがわかっている（http://www.jst.go.jp/pr/info/info461/index.html）。この成果は、インターネットで公開された情報である。この公開情報は、実は、日本語環境の整ったインターネットを閲覧し、理解できるだけの日本語の読解能力を持つ人材のいる場所であれば、国境や政治的、経済的事情にかかわらず、ヒトの脳活動を「記録と変換の手法」次第で、どこへでも瞬時に届けることが可能である技術開発の手掛かりがあることも示しているのだ。しかし、インターネット上で人間の脳神経情報を転送することを規制、保護するような国際法は、この研究成果が発表された２００８年から２０１１年の今にいたるまで制定されてはいない。万一、株式投資や政策決定、犯罪捜査、裁判などの社会的な活動に関わっている人々の脳活動を現場で逐次的に計測できるような技術が可能になったら、その情報をどのように守るべきか。あるいは、公開すべきか。その時に備えてこそ、脳活動情報へのアクセス制限や管理、保護のあり方について、詳細な検討を早期に開始することが必要だと考える。

脳活動の記録や転送、公開だけではなく、その活動の解釈の段階においても、社会脳研究による成果をどのように扱うかは非常に大きな倫理的問題を抱えている。特に、こうした研究の発展途上として検討されるであろう、司法の現場における被告側の人物に対して行われた脳神経活動記録の解釈や、そこに法的根拠を認めるかどうか、についての議論に与える影響は大きい。また、こうした「ヒト脳活動に対する結果の解釈」のあり方は、「想定外性」という第三の前提のみならず、第二の前提とも密接にかかわった慎重な検討が必要である。先に述べたように、脳科学的な言説、文章、そして脳画像というのは、本来込められている真実の情報以上の科学的な論理性や文章そのものの合理性に対する評価を高める作用を持つ。本来の目的とは全く関係ないところに研究成果が公開、入手され、その趣旨とも異なる解釈の下で研究成果が応用されていく、という可能性について、研究者自身がその潜在的なリスクを十分に理解した上で、研究成果の解釈と公表に取り組まなくてはいけない。

三つの前提とその問いかけに対して研究者はどう応えるべきか

本章では、社会脳研究と社会との関わりを考える上で重要な視座になるであろう三つの前提について紹介と考察を行った。いずれも、研究者が意識はしているであろうが、日常的に明示的な検討を行ったり、自分自身の研究開発をそれに照らし合わせて顧みることはそう多くないと思われる視点である。しかし、科学研究費を一定額以上政府機関から受け取っている研究者はその成果を定期的に国民に公開、広報することを義務付ける、という政府方針に基づいて、「研究成果をどのように社会に伝えるべきか」の模索段階にある研究者は相当数に上ると考えられる。特に、社会脳研究は人間の社会活動の根幹にある思考、推論、またそれらにもとづく行動の発現の記録、計測、分析、解釈という過程によって成り立つ学問領域であり、その研究成果に関しては、これまでの脳神経科学の研究成果よりもはるかに広範で多用な社会・経済現象に影響を与える可能性もある。研究者個々人がそうしたことを自覚して自身の言動に責任を持つだけでなく、コミュニティ全体として、研究実践に必要な指針、安全基準の整備のみならず、研究成果の公表、社会還元に対しても一定の責任ある行動規範を示していくことが今後は求められるだろう。

4　ニューロエンハンスメントの倫理

植原　亮

ニューロエンハンスメントとは何か

「エンハンスメント（enhancement）」とは、人間のもつ能力や機能を技術的に増強することをいう。人間の能力や状態が低下しているときに、それを健康な水準まで回復させることが「治療」として捉えられるのに対し、健康な水準からそれ以上に引き上げるのがエンハンスメントである。この点で、エンハンスメントは「治療を超えた（beyond therapy）」ものとして位置づけられる（Kass 2003）。この規定によれば、ステロイド剤による筋力増強や、エリスロポエチンによる赤血球の増加を通じた循環器系の機能強化のようなスポーツに見られるドーピングは、エンハンスメントの一種ということになる。

ドーピングは身体能力を増強するエンハンスメントだが、これに対し、脳神経系に直接働きかけてその機能を高めるエンハンスメントは、とくに「ニューロエンハンスメント（neuro-enhancement）」と呼ばれる。その典型例は薬理的作用を利用したものだ。何らかの薬物を服用することで脳神経系に働きかけ、集中力や記憶力といった認知能力の増強を図る、もしくは不安や緊張をコントロールして自分の行動をうまく制御する、さらには、積極的に対人関係を結べるように性格を外向的に変化させる、といった具合である。あるいはまた、薬理的手法以外にも、たとえば人工海馬を脳にインプラントして記憶力を補うようなことが将来的に可能になれば、それもニューロエンハンスメントとして利用されうる。薬理的手法であれ、脳インプラントであれ、脳神経系に介入するためには脳神経科学が基礎となる。ニューロエンハンスメントの特徴はこの点に求めることができるだろう。

こうしたニューロエンハンスメントの手法のうち、認知能力を増強する薬物は「スマートドラッグ」などと呼ばれる。スマートドラッグについては、著名な脳神経科学者であるM・ガザニガの著書『脳の中の倫理』の中に、繰り返し取り上げられる一節がある。米国のSAT（大学進学適性試験）の受験者には、リタリンという薬物を服用して試験に臨む者がいるという。SATは1600点満点の試験だが、ガザニガによれば、リタリンを飲めばその点数が100点以上アップすると信じ、現にその目的で服用している若者が大勢いる、というのである（Gazzaniga 2005, p.72. 邦訳 111頁）。

リタリンは主としてＡＤＨＤ（注意欠陥・多動性障害）の児童に処方される薬物である。だがそれを健康な人間が飲めば、集中力を高めることができ、そうすれば試験の成績が良くなるのではないか。そう考えたＳＡＴの受験者がリタリンをスマートドラッグとして転用している、というわけである。ただし注意が必要である。ＡＤＨＤではない人がリタリンを服用して実際どの程度集中力が高まるのか、またどんな副作用が生じうるのか。こうした点はあまりわかってはいない。それゆえ、リタリンをはじめとする「現在スマートドラッグとされている薬物」については慎重な態度をとるべきだろう。

とはいえ他方で、ニューロエンハンスメントをめぐる脳神経科学の状況が急速に展開しつつあるのも確かだ。スマートドラッグに関していえば、アンパカインのように、米国防総省高等研究計画局（ＤＡＲＰＡ）が兵士の覚醒状態を維持するためのプロジェクトにおいて集中的な研究対象となっている薬物もあるし、また米国ではベンチャー企業による研究開発も盛んである。そうした研究から、効果的で副作用の危険性がほとんどないようなスマートドラッグが登場してくるかもしれない。あるいはブレイン・マシン・インターフェイス（ＢＭＩ）の研究からもニューロエンハンスメント技術が登場してくる可能性があると考えられる。そうだとすると、将来的にはニューロエンハンスメントの技術がかなり進展することが予想されるし、またそれが社会に広く普及していくことになるかもしれない。

本章では、そうしたある程度将来的な状況を想定し、そこで生じると考えられる倫理的・哲学的問題について最深部を目指して考察していく。その際、検討の対象を認知能力のエンハンスメントに絞って、とりわけ次節ではスマートドラッグを念頭に置きながら論述を進めたい。気分ないし感情のエンハンスメントをめぐる議論は比較的最近始まったのに対し、認知能力のエンハンスメントについての議論にはそれなりの蓄積がある、というのがその理由である。また、ニューロエンハンスメントの問題を論じるには、エンハンスメント一般の問題も合わせて論じる必要が出てくる。そこで以下では、簡略化という利点も兼ねて、とくに必要のない限り「ニューロエンハンスメント」の語ではなく、一括して「エンハンスメント」の語を用いることにする。

社会的影響をめぐって

社会にもたらす問題の諸相

エンハンスメントにまつわる問題として、まっさきに思いつくのが、その社会的な影響である。ここではそのいくつかについて、エンハンスメントの利用可能性が社会に開かれていく度合いに応じて大きくふたつの状況を区別したうえで、概観してみよう。[1]

（1）高価で利用者が限られる場合

はじめに、エンハンスメントが高価であるがゆえにその利用可能性が社会の中で限定されている状況が考えられる。たとえば、新薬の開発には一般に巨額の研究費が投じられることから、効果的なスマートドラッグが首尾よく開発されたとしても、投じられた研究費を回収するために、販売価格が高額に設定され、そのせいで利用者が限られている、という状況がありうる。[2] そうした状況においては、以下のような問題が生じるだろう。

①**公平性の阻害と格差の拡大**　エンハンスメントの利用可能性が開かれている富裕な社会集団が、そうでない集団に比べて、試験や仕事の場面で優位に立つようになる。そうなると、もともと経済的に恵まれているがゆえにエンハンスメントの恩恵に浴することのできる集団が社会的成功を手にしやすくなるため、それによってもともとあった経済的な格差がいっそう拡大するということが懸念される。これは社会の公平性という点で大きな問題である。

②**薬理的資源の配分の偏り**　この場合にはまた、エンハンスメントが利用可能な富裕な人々とそれに応えようとする企業によって、通常の疾患を治療するための薬物の生産に薬理的資源が適切に配分されなくなる、という事態が生じてしまう可能性がある。というのも、一般に薬理的資源は限られているため、利潤の大きなスマートドラッグの生産が治療薬よりも優先されるようになるかもしれないからである（cf. Merkel et al. 2007）。

（2）安価で広く利用可能である場合

次に、需要の増大や技術進歩によって、ニューロエンハンスメントが多くの人の手に届くほどに安価になった段階を想定することができる。この場合、（1）で挙げた問題は大きく改善するだろう。ところがこの状況でも、以下に述べるような問題が突きつけられることになる。

①**競争社会の助長・暗黙の強制**　現在の社会はすでにかなりの程度の競争社会であるにもかかわらず、そこでエンハンスメントの利用が容易になれば、競争社会がいっそう激しくなることが懸念される。勉強でもビジネスでも、ライバルに打ち勝つために、日常的にエンハンスメントが行われるようになるかもしれないのだ。とりわけビジネスの場合には、競争についていくために、周囲からの暗黙の要請ないし強制として、エンハンスメントを利用せざるをえなくなる可能性がある。だがはたしてそれは望ましい社会の姿だろうか。

②**治療の範囲と保険適用**　この状況ではエンハンスメントによって社会全体に底上げが生じていると考えられる。ところがそうなると、人間にとって標準的な、もしくは健康な状態・機能とはどこまでのことを指すかを見極めるのが困難になってくる。本章の冒頭で述べたように、能力や状態の健康な水準への回復のことを治療と呼ぶわけだが、この場合まさにその健康とは何であるかが変化してしまうのだ。そこで生じるのが公的な医療保険の適用範囲の問題である。どの範囲までを治療を要する状態として認めるべきなのかが不明瞭になってくると、公的な保険でカバーすべき範囲についても再考を迫られることになるわけだ。

③多様性の喪失　また社会全体が底上げされているといっても、そこで増強されているのは、集中力や記憶力のような、人間のもつ能力や機能のうちのごく一部でしかない。これは結局、社会の成員を画一化する方向をエンハンスメントがもたらしているということを意味する。しかし社会から多様性が喪失することは、望ましくない帰結をもたらすのではないだろうか。

いうまでもなく、エンハンスメントを批判する議論においては、まさしくこうした深刻な問題が生じるからこそエンハンスメントは受け入れられない、との主張が示される。しかし他方で、こうした反対派の主張に対しては、エンハンスメント容認派から異議が差し挟まれることになる。容認派によれば、反対派が申し立てているような問題は、実際には生じないか、あるいは生じたとしてもさほど深刻な問題ではなく、それよりもエンハンスメントがもたらす恩恵にもっと目を向けるべきだ、というのである。こうしてエンハンスメントが社会に及ぼしうる影響について論争が始まる。こうした論争が何に帰着するかを明らかにするために、上で見た（1）①「公平性の阻害と格差の拡大」および（2）③「多様性の喪失」のふたつの論点を部分的に絡めて、論争の具体的なあり方を筆者なりに再構成してみよう。

社会的影響をめぐる論争のひとつの例

はじめに容認派の主張を見ていこう。容認派によれば、エンハンスメントを容認すべきひとつの理由は、それが教育の場面における既存の不公平性を軽減するからである。

まず、現状でも、教育機会を均等に分配することはきわめて困難であることを自覚しなくてはならない。設備や教員の数あるいは質の面での差は、公立と私立の間ではもちろん、地域間でも歴然と存在しているからだ。いくら資金を投入したところで、教育機会を公平に提供することには現実には限界がある。

このように教育を公正に分配することの困難に目を向けさせたあと、容認派は次のように論じる。これに比べて、エンハンスメントを公平に利用できるようにする方がずっと容易ではないのか。たとえばスマートドラッグの方が（安価に利用可能になった場合には）、教育設備や有能な教員に比べて、隅々まで広範にいきわたらせることが可能だと考えられる（cf. Levy 2007）。このようにエンハンスメントは、適切に用いられたならば、教育政策のうえでは公平性に大きく貢献することが見込める。容認派によれば、エンハンスメントのもたらしうるこうした恩恵を小さく見積もってはならない、というのである。

これに対しては反対派から、多様性の喪失を危惧する声が上がる（Butcher 2003; Parens 2006）。

なるほど容認派のいうとおり、エンハンスメントによって公平性に資する教育政策が可能になるのかもしれない。しかし、エンハンスメントの導入は、一方でより大きな問題を招き寄せてしまう。それは、多様な個人の能力が画一化される方向に向かうからである。とりわけスマートドラッグは、集中力や記憶力の増強に狙いがあるため、限定的な問題解決や処理能力の速さ・正確さばかりに比重が置かれた社会を作り出すことになるだろう。この結果、伝統的に知恵や思慮深さといったことばで表されてきた総合的な判断能力は軽視されることになってくる。そして、社会全体が似たような能力の人間ばかりの集まりになっていると、これまでには存在してこなかったような新しい問題が生じたときに、対処が困難になる。様々なタイプの能力の人間が共存していることが、そうした事態をうまく切り抜けるために必要なのではないか、というわけである。

この反対派の主張に対しては、容認派から再反論が提示されるであろう。ここでいわれている「人々が新しく直面する問題」なるものがいたって不明瞭であることを措くとしても、反対派は、画一化がよしとされる場面を見過ごしてしまっている。そうした場面に目を向けるならば、反対派の主張はごく限定されたものだということが理解できるだろう。例えば、指導要領に基づいて、なるべく標準的な内容を身につけさせようとする義務教育は、諸個人の画一化を推進し多様性の喪失を招くのではないか。だが、義務教育による画一化が深刻な問題にならないのは、義務教育によってわれわれが享受している現在の豊かさがもたらされているからにほかならない。いいかえると、将来において生じる未知の問題に対処するために多様性を保存するという戦略よりも、義務教育を徹底するという戦略のほうが確実で有効だったのだ。したがって、多様性の喪失は、反対意見の論拠としては弱すぎる、と容認派は再反論するわけである。

もちろん、これには反対派から応答があるだろう。ひとつには、義務教育がもたらす画一化に関しても、多くの弊害が指摘されてきたからである。だがそれ以上に、エンハンスメントのもたらす画一化の恩恵が、義務教育のそれとどのくらい同じように捉えられるかは明らかではない。こうして論争はさらに続いていくことになるが、エンハンスメントの社会的影響をめぐって容認派と反対派の間で繰り広げられる論争の具体的なあり方は、以上で十分に確認することができただろう。そしてここで扱った以外の論点についても、おおむね同様の論争が展開されることになる。

ではこうした論争は、どこに帰着するのだろうか。容認派と反対派のどちらに立つにせよ、各論点について両陣営が提出するシナリオのそれぞれにどの程度の妥当性があるか、という点が大きな問題になるのは確かである。それとともに、各シナリオにおいて生じることが懸念される社会的影響にうまく対処するには、またさらに容認派であればエンハンスメントの恩恵をできるだけ大きくするには、どのような制度設計を行うべきか、ということも吟味しなければならない。こうして、エンハンスメントの社会的利影響をめぐる論争は、そこで提出されるシナリオと制度設計の妥当性についての問題に帰着するように思われる。これが慎重な検討を要求する重要な問題であることはまちがいなく、多くの分野の知見を結集して今後も継続して取り組まねばならない。

真正性をめぐる議論――問題の根深さを探る

しかし、エンハンスメントには、ここまで見てきたような社会的影響に関する問題にとどまらない、もっと根深い問題があるのではないだろうか。とりわけ制度設計という観点からは剔抉されえない問題がそこには潜んでいるように思われる。

そうした問題の所在を明らかにするために、入学試験の公平性に関わる場面に再び目を向けてみよう。経済的な障壁がスマートドラッグの利用可能性を左右するために、試験における公平性が損なわれているとする。このとき、公平性を確保するための制度設計としてすぐに思いつくのは、オリンピックのドーピング検査と同じように、受験者全員に尿検査を義務づけることだろう(尿検査で服用がチェックできるものとする)。だがやり方はほかにもある。それは、受験者全員にスマートドラッグを無料で配布してしまうことだ。それは試験当日でもよいし、あるいは受験前の一年間にわたって配布するといったことも考えられるが、いずれにせよそうすれば試験の公平性はそれなりに確保されることになり、少なくとも制度のもつ効力という点では尿検査の実施とほとんど同等になる。

しかしスマートドラッグを全員に無料配布するという発想には、尿検査の実施よりもはるかに大きな違和感を覚えることだろう。受験者全員がエンハンスメントを行ったうえでなされる試験とは、結局のところ何をしていることになるのだろうか。薬物に頼らず、本人の努力で到達した学力を評価しなければ無意味なのではないだろうか。つまり、そこで行われた試験結果は、「真正の（authentic）」成果とは呼べないのではないだろうか。

このような疑念は、エンハンスメントの普及による競争社会の助長という問題の中にも見出すことができる。なるほどエンハンスメントが仕事の上での生産性・効率性を向上させるというのは正しいかもしれない。だが単に効率的に成果を出せればそれでよい、というのはおかしい。試験の場合も含めて、われわれが望むのは、ただ成果を生み出すことではなく、それが多くの場合、努力を通じて達成された真正の成果だということである。登山をするときに、ヘリコプターを使って山頂近くで降り立ってから登頂してもあまり意味がない。エンハンスメントによって成果を出すことはそれと同じで、とうてい真正の成果とはいえないように思われる。

「真正性（authenticity）」に関わるこの問題は、社会への影響やそれに対応する制度設計の問題を超えている。エンハンスメントをめぐる問題は根深いのは、ひとつには、真正性を含む人間の価値観の根幹を揺るがしかねないからなのである。以下では、この点をめぐる議論の整理と検討を行いたい。

まずは、あることが真正のものである、つまり真正性を備えているとはどういうことかをもう少し特定しておこう。ごくおおまかには、真正性とは、人がまさしく自分自身であるというあり方の発露のことだといえる。この「まさしく自分自身であるというあり方」はさらに、①自分自身が本来的にどのようなものであるかということ、および、②自分と世界との適切に接触する仕方・関わる仕方のこと、と特徴づけることができる。真正性をめぐる議論は、ここからおよそ次のように進む。真正性からの離脱によって、人は疎外や自己喪失を味わうことになる。したがって、真正性を損なうようなものを許容することはできない、と。

こうした真正性という観点からエンハンスメントを批判しているのが、M・サンデルである(Sandel 2007)。サンデルの主張における真正性は、上に挙げた特徴づけに即して、こう捉えられる。①自分とは、生を贈り物として受け取った生き物である。それゆえ、②世界と適切に関わるには、自分の生の「被贈与性(giftedness)」を思い起こし、それに「感謝(gratitude)」しなければならない。ところがエンハンスメントは、人間の生を技術的な操作や制御の対象として見る傾向を助長してしまう。このことは生の被贈与性およびそれに対する感謝の忘却へとつながり、結果として人間の生からは真正性が奪われ、われわれは疎外や自己喪失に陥ることになる。したがってエンハンスメントは許されない。サンデルはおおむねこのようにして、エンハンスメント反対の論陣を張る。

サンデルの議論に直観に訴える力があるのは確かだ。そこで用いられる「贈り物」や「被贈与性」や「感謝」といった概念にはやや不明確な点が残るとしても、全体としてはなるほどと思わせるところがある。しかし真正性には、サンデルが引き合いに出す観点では尽くされない側面もあるのではないだろうか。真正性のもうひとつの側面に目を向けさせるところから、サンデルに対する批判は始まる。

サンデルの批判者はいう。これまでの歴史の中で、人間が世界とどのように関わってきたのかを振り返ってみよう。そこに見られるのは、自然に介入し、与えられたものをつくりかえ、新しいものを創造していく存在としての人間の姿にほかならない。人間は、農耕や灌漑や医療などによって、生存上のさまざまな不安を減少させてきたし、また、各種の通信手段や移動技術を作り出すことで時間的・人的コストを大きく縮減し、それを通じて活動の可能性を拡大させ続けてきたのである。ここで重要なのは、そうした介入と創造の営為こそが、生存や生殖やのみならず、芸術活動や学問的探究といった、人間にとって固有の価値をもつといえるものに、直接的にも間接的にも貢献してきたという点である。そうだとすると、ここに見られる営為においてこそ、人間の真正性が見て取られねばならないのではないだろうか。なぜならそれはひとえに、①自分自身が本来的にどのようなものであるか、②自分と世界が適切に関わる仕方はどのようなものか、という問いに対する解答を与えてくれるからである。

このような真正性のもうひとつの側面についての理解をもたらす枠組みは、サンデルの強調する「感謝」の枠組みと対比される形で、「創造性（creativity）」の枠組みと呼ばれる。そして創造性の枠組みからは、以下のようなエンハンスメント擁護論が展開されることになる。

人類史の実相に照らすなら、エンハンスメントを従来の人間の営為から区別するのはまちがいである。それは人体という自然に介入し改良を施す点で、むしろ創造性の発露の一形態であるといってよい。しかも認知能力を増強する場合には、これまでの人間の営為と連続的であるだけでなく、創造性の増大にも資することになるだろう。というのも、増強した知的能力のおかげで、技術革新が進むとともに、学問的探究や芸術活動といった、人間にとって固有の価値をもつ活動のいっそうの発展が見込まれるからだ。というわけで創造性の枠組みによれば、サンデルの主張とは異なり、エンハンスメントは真正性に貢献するものとして位置づけられることになり、したがって真正の生を送るために人間はエンハンスメントを上手に活用すべきだ、との結論が導かれるのである。

以上のように、真正性には、感謝の枠組みによって捉えられる側面と、創造性の枠組みによって捉えられる側面との両面があるということがわかる。いずれの枠組みも真正性の一面を的確に捉えているという意味では、簡単には優劣をつけることなどできそうもない。しかもそのうちの一面だけが過剰になるのも問題であるように思われる。一方で、感謝を強調し過ぎれば、被贈与性の改変にほかならない技術一般が否定的に捉えられることになり、ひいては単なる現状肯定の態度に安んじる傾向が生まれてしまう。他方で、狭い意味での創造性を偏重すれば、生産性や効率性ばかりに価値がおかれ、人間の活動の全体的な豊かさが軽視されかねない。このどちらも人間から真正性が損なわれた望ましくない状況なのではないだろうか。

こうして導きたくなるのが次のような結論だ。すなわち、人間にとって望ましいのは、ここで見た真正性のふたつの側面のいずれか一方だけに走らないように、あくまでも中庸を保っていくことである。そうしてバランスをとることで、感謝の枠組みと創造性の枠組みの両者に含まれる貴重な洞察を活かして、人間は十全な意味での真正性を発揮することができるようになるのだ、と。[3]

もしこの結論が大筋で正しいとすれば、残る課題は、感謝の枠組みと創造性の枠組みのそれぞれから捉えられる真正性の内実をさらに明確化し、両者をどのようにして調和に導くか、そしてそのためにエンハンスメントをどこに位置づけるかを探求する、といったものになるだろう。むろん、この課題を果たすのもそれなりの困難を伴うと思われるが、少なくともエンハンスメントと真正性をめぐる問題の大枠は、ここでめでたく底に達したことになる。

しかしそれは、エンハンスメントにまつわる問題のすべてがここで終わりを迎えるということを意味しない。真正性の問題は価値観に関わるという点で容易な解決を許さないが、エンハンスメントについては、次に見るようにこの問題よりもさらに根深い問題をめぐって議論が展開されているからである。

人間の自己像をめぐる問題

古典的自己像と人間の機械化

サンデルが提示したエンハンスメント反対論には、人間の生を操作・制御の対象と見る傾向をエンハンスメントが助長するという観点が含まれていた。そこからサンデルは、そうした傾向が人間の生の真正性を損なうという論旨を展開していたが、この観点からはもっと検討を要する問題を取り出すことができる。それは、自分を操作や制御の対象として見るということが、人間の古典的な自己像と齟齬を起こしてしまう、という可能性である。

ここでいう人間の古典的自己像とは、人間というものについての常識を少し理論的に洗練させて得られる、おおよそ以下のような見方のことを指している。人間は自分自身の自由な意志のもと、意識的で合理的な思考を通じて何をするかを決定し、それにもとづいて行為する。自由意志のもとに自分でなした行為であるがゆえに、その行為の帰結には当人が責任を取らねばならない。つまり人間は行為と責任の主体として捉えられるのだ。そして自分を含めた人間がまさしくそうした主体であるからこそ、行為の帰結が望ましくなければその行為をした者が非難されて、場合によってはさらに刑罰を科されるとか、あるいは逆に好ましい帰結がもたらされれば称賛を受ける、といったことが理解可能になる。その意味で、われわれの倫理は古典的自己像における諸概念を基礎としているのである。

ここで問題が生じてくる。われわれは、何らかの目標に向かって努力し、それを成し遂げることに価値があると考えているが、この見方は根本的な点において古典的自己像なしには意味をなさない。なぜなら達成とは行為もしくはその帰結の一種であり、必然的にその主体の存在を要請するからである。しかしエンハンスメントを利用するようになると、自分を達成の主体と見ることはかなり難しくなるのではないだろうか。何らかの成果を挙げても、それは努力のたまものというより、エンハンスメントのおかげと見なされる。そこでは、自由な意志と責任を備えた行為の主体としてではなく、技術の対象として操作・制御・介入がなされたうえで成果を産出する機械のごときものとして、人間は理解されることになる。エンハンスメントは、人間の古典的な自己像を損い、代わりにこうした機械的人間観を伸長させる可能性をもっているのである（cf. Brock 1998; Freedman 1998）。

この可能性は、もし現実のものとなれば、きわめて破壊的な帰結をもたらすように思われる。それは、サンデルが論じるように、エンハンスメントによって努力や達成から真正性が失われ、人間が疎外や自己喪失に陥るからではない。努力や達成の真正性を問うための枠組みそのものが損なわれてしまうことが問題なのである。そうした状況では、われわれ人間が人生において何か目標を設定し、努力してそれを成し遂げるという観念自体が有効ではなくなるだろう。そうなれば、けっきょく人間の生の意味は無化されてしまうのではないだろうか。こうして、人間の機械化と生の意味の無化という懸念からエンハンスメント批判が提出されることになるのである(Parens 2006)。

批判への反論

以上のエンハンスメント批判は、真正性という概念自体を支える基礎に関わるという点でサンデルによる批判よりもずっと深い問題点を突いている。確かに、われわれの生を無意味にするような技術はとうてい受け入れられないように思われる。その意味でこれは非常に根源的なエンハンスメント批判だといえるだろう。

しかし根源的であるだけに、この批判が招く反論もいっそう手強いものとなる。それは、人間の古典的自己像そのものの妥当性に対する疑念にもとづく反論であり、そうした疑念は、認知心理学や脳神経科学などがもたらすさまざまな経験的知見から生じてくる。とりわけ、自由な意志のもとに合理的な思考を通じて何をなすべきかを決定する、という想定は、経験的知見と折り合いをつけるのがなかなか難しいように思われる。それはおおよそ以下に挙げる知見である。

まず、行為に先んじて下されるさまざまな判断は、各種のバイアスの影響を被りやすいということがよく知られている。自分にとって都合のよい事象ばかりを証拠として取り上げてしまう傾向や、典型的と思われる事象についてはそれが生起する確率を大きく見積もってしまうバイアスなどがその例だ（Kahneman et al. 1982）。次に、判断のうち少なくとも道徳的判断については、伝統的には合理性の対極にあると考えられてきた感情や情動が大きな役割を果たすということも、A・ダマジオなどによって強く示唆されている（Damasio 1994）。もしこれがもっと広く判断ないし思考一般について成り立つのであれば、人間を導くのは合理性よりも感情・情動だというべきかもしれない。さらにまた、B・リベットの実験が大きな物議を醸したように、意思決定から行為に至る一連の過程において、意識とか自由意志といったものが果たす役割の大きさや位置づけについても、脳神経科学は大きな問直しを要求しているように思われる（Libet 2004）。このように、現在蓄積されつつある経験的知見のもとでは、人間の思考やふるまいの制御は、冷たい合理性が隅々まで律する意識的な過程であるというよりは、無意識的要因を多分に含み、また熱い感情が絶えず介入するダイナミックな過程として捉え直されつつある、といえるかもしれない。[4]

こうした見通しのもとでは、人間が自由な意志のもとに意識的で合理的な思考を通じて何をなすべきかを決定していると考えるのは、少なくとも額面通りにはあまり正しそうもない。そうだとすれば、その見方を核心部分としてもち、努力や達成の価値について語ることを有意味にする人間の古典的自己像は、全体として経験的な妥当性を欠くのではないだろうか。このような疑念から、古典的自己像にもたらされる破壊的影響のおそれからのエンハンスメント批判に対して、次の反論が提起されることになる。すなわち、エンハンスメントによってそうした自己像が損なわれるというのがかりに正しいとしても、それはもともと相当ゆがんだ自己像だったのだから、損なわれたところで実際にはたいした問題が生じるわけではない、と。

これはきわめて強力な反論であるように思われる。科学が提供する経験的知見をあっさりと無視して恥じないという態度はとれない相談であるから、この反論はエンハンスメントの是非を論じる限りは真摯に受け止められねばならない。いずれにせよ、人間の古典的自己像に立脚してエンハンスメント批判を展開するやり方は、少なくともそのままでは維持できず、その力は大きく減じることだろう。

しかしこの反論を認めると、さらなる難題を新たに引き受けねばならなくなるように思われる。古典的自己像の次に来るものは何か、また何であるべきか。これまで追ってきたエンハンスメントをめぐる議論の帰趨を見極めるために、本章では最後に、この難題に対してどのような解答の方向が可能であるかを探っておきたい。

議論の帰趨――新たな自己像の模索

(1) 科学的人間観の徹底

まず、先の反論で引き合いに出されたような経験的知見をさらに蓄積し、それを基礎にした新たな人間観を構想する、という方向が考えられる。人間の判断ないし思考、もしくは意思決定や行動の実態が科学的探究を通じて解明されていけば、それに即して努力や達成や真正性といった概念も再定義されるだろう。エンハンスメントの是非は、そうして改訂された科学的な人間の自己像のもとで改めて問い直されることになるわけだ。

ただし、このような方向での自己像の改訂が非常に抜本的な水準で生じる場合には、話は簡単ではない。というのも極端な場合、その改訂を通じて自由意志とか責任主体といった既存の概念が生き残る保証などないからである。新たに提示された科学的人間観にはそうした概念の対応物が存在しないかもしれない。科学史には、革新的な科学理論の登場によって、それまでの概念が見る影もなく消え去るという事例が見出されるが、ここでもそれと同様の事態が生じる可能性が考えられる。このような場合には、自由意志や責任主体といった概念と深く結びついた、行為、努力、達成、創造性、さらには真正性などの概念もまた、維持しえずに消去される運命を辿ることになるだろう[5]。

科学的人間観の徹底というこの方向はどのような場所に行きつくのだろうか。かりに自由意志や責任主体や行為の概念が新たな人間の自己像において再定義されて居場所を確保しうるとしても、それらの概念はおそらく大きく変貌している。そしてわれわれの倫理は、そうした概念を基礎としている。したがってここでは、倫理の根本的改訂という帰結がもたらされるように思われる。だがもしそれらの概念の消去にまで至るのだとしたら、そこで生じるのは同時に倫理の消去であるといえるだろう。したがってこの方向は、倫理のラディカルな問い直しを迫るだけでなく、ひょっとするとその先で、倫理以外の何か（それは何らかの秩序ではあるだろう）へとつながっている道なのかもしれない。

(2) 古典的自己像の固有領域の確保

しかし必ずしもこのように、人間の自己像に関わるあらゆる領域を科学の枠組みで覆い尽くそうとしなくてもよいのではないか。むしろここで要請されているのは、科学が扱う領域とは独立の領域を確保し、そのうちに古典的自己像の諸概念を位置づけることだと考えねばならない。次に見るのはこのような方向の構想である。

科学的世界像においては、事物はまさしく科学的探究を通じて明らかにされる因果的・法則的連関のうちに位置づけられる。しかしそうした因果性・法則性だけに回収されない固有の領域を確保することもできるのではないか。そのような領域は、思弁的な概念的解明により探求され、とりわけ合理性や自由といった観点から最もよく確定されうる。[6] 判断や思考、責任主体、さらには行為、努力、達成、真正性などの概念は、そうして確定された固有の領域において新たな位置を与えられたうえで理解されねばならない。その理解のもとで、人間の古典的自己像に依拠したエンハンスメント反対論も一定の説得力を取り戻していることだろう。

ところがこの方向をとったときには、次の問題が生じてくる。すなわち、(1)で探求されるような科学的人間観と、ここでの試みが確保しようとしている新たな古典的自己像は、いったいどのような関係にあるのだろうか、という問題である。このふたつは、たとえば前者に見られるある側面を抽象化ないし理念化していくとその極限で後者に一致する、というように、連続しているのだろうか、それとも接することなく断絶しているのだろうか。両者がそれなりに連続していれば、エンハンスメントをめぐる議論はその連続体のどこかに再定位されうるだろう。だがもし両者が大きく断絶しているのであればどうだろうか。そうした場合、自由意志と責任を備えた行為主体としての人間なるものは物理的世界に位置をもたない名目的な存在であるとする見方の採用が適切になるのかもしれないし、あるいは人間は、科学的世界像に存在する一方で、同時に合理性や自由の律する世界にも住まう存在であるとして自分を捉えるような、ある種の二元論を生きざるをえなくなるのかもしれない。そのときエンハンスメントをめぐる議論がどのように位置づけ直されるかをはっきりと見通すのは難しいが、いずれにしても、ここで示した方向がまぎれもない真正の哲学的難問を引き受けることを意味するのは確かである。

(3) エンハンスメントによるエンハンスメント問題の解決

そこでまったく逆の方向として、エンハンスメントの問題はむしろエンハンスメントによって解決してしまえ、という主張が提起されることになる。ここでの問題は、人間の古典的自己像と、科学が提供する知見によって示唆される人間像との乖離に存する。しかしエンハンスメント技術が進めば、それを利用してこの乖離を縮小させることができるようになるかもしれない。たとえば判断のバイアスを是正したり、感情に駆られた衝動的な判断を抑制したり、自分の思考プロセスにおいて意識化することのできる領域を拡大したりする、という具合である。そうして人間に課せられている生物学的制約を技術の力で乗り越えていけば、われわれは古典的自己像に接近していくことができるだろう。結局、エンハンスメントが突きつけてくる問題はエンハンスメントによって解決しましょう、というわけだ。これが最後の方向の方向である[7]。

これがどのくらい整合的に主張可能な方向であるかは別途検討せねばならないが、それを除いても以下の三点が問われることになるだろう。第一に、エンハンスメントによって人間は現実にどこまで古典的自己像に接近できるか、という技術的な問題である。第二に、技術的問題への見通しが立ったあとで、ではどこまで古典的自己像に接近するべきなのか、という規範的な問題が現れる。ここでは、いつ誰がどの範囲までのエンハンスメントを行うべきなのか、といった問題も考慮の対象となるだろう。そして第三に、そもそもの目標設定について問わねばならない。すなわち、古典的自己像以外にも設定可能な目標があるのではないか、というのがその問題である。

これらはいわば「倫理や人間性のデザイン」の問題であり、あるものが倫理的かどうかとか、それが人間性にかなっているかといった論点に収まるものではない。ここで問われているのは、そもそもどのような倫理や人間性をわれわれは望み、それを技術的に形づくっていくのか、という問題なのである。最終的に選択されるのは、上述の（2）で確保される古典的自己像に合致する倫理かもしれないし、またはそうではなく、（1）の科学的人間観の徹底において見いだされるものと部分的に重なるような、倫理以外の何かであるのかもしれないし、あるいは以上のどれでもないかもしれない。

残された課題を確認しておこう。まず、上で示した三つの方向に限っても、さらに以下の点が検討されねばならない。それぞれの方向の見込みはどれほどか。その中で善き社会や善き生のあり方にかなう方向はどれか。あるいはこの三方向をどうにか撚り合わせることから有望な道筋が切り開かれる可能性はないか。さらに、本章では扱わなかったが、自己の同一性や幸福の本性などのトピックもエンハンスメントをめぐる議論では問題となるため、いま挙げた課題がそうしたトピックとどのように関わるかという点も問われねばならない。

おそらくここがエンハンスメントをめぐる議論の最深部のひとつだと考えられる。他の最深部の検討は別の機会に譲り、ここまでの考察から一般的主張を引き出して本章の結びとしたい。エンハンスメントにまつわる問題には、その根源にさかのぼったうえでの吟味と、できるだけ広い展望のもとでの全体的連関の把握との双方が要請される。そしてその往還を絶えず続けながら今後も着実に議論を積み重ねていくことが不可欠なのである。

注

［1］　以下の論点については植原（2008）をも参照されたい。またここには挙げていないものの、エンハンスメントの「医療化」も重要な問題として伊吹（2010）で議論されている。

［2］　リタリンのようにもともと治療目的で使用される薬物をエンハンスメント目的に転用する場合はこの限りではない。また本文中でもすでに述べたように、そもそもそうした薬物が実際にどの程度効果をもつか（そして安全であるか）は明らかではない。

［3］　サンデルの議論の整理や、そこに見られる感謝の枠組みとそれに対立する創造性の枠組み、といった本節での論述については、パーレンズ（Parens 2006, 2009）を参照。

［4］　ただしいうまでもなく、理性よりも感情（情念）に重きを置くD・ヒュームの人間理解に見られるように、哲学史上こうした見方と親和性をもつ学説がなかったわけではない。

［5］　これは、信念や欲求などの心的状態に関する「消去主義（eliminativism）」の典型的な主張に即した議論である。チャーチランド（Churchland 1981）などを参照。

［6］　これは、歴史的にはたとえばカント哲学に見られる方向であり、また現代でも、D・デイヴィドソンの議論をある仕方で解釈した場合やD・C・デネットの見解に見出されるだろう（Cf. Davidson 1980; Dennett 1987）。

［7］　この種の方向は、フレディング（Fröding 2010）やペルソンとサヴァレスキュ（Persson & Savulescu forthcoming）などに示されている。

5　社会脳と機械を結びつける

植原　亮

はじめに

身体の一部が機械と結びついた登場人物が超人的な活躍を見せる。視聴覚は脳神経系に埋め込まれた装置によって常人の知覚能力の及ばない領域にまで拡大しており、しかも知覚対象をコンピュータがただちに分析してその対象についての情報を教えてくれる。手は精密に作動する義手であり、コンピュータと直接つながるインターフェイスになるだけでなく、必要に応じて瞬時に武器に変形し、敵が次々となぎ倒されていく。この世界では、人々の脳ないしは神経系はコンピュータを通じてネットワークと接続されており、社会はそこから多大な恩恵をこうむっているが、反面、それを悪用したさまざまな事件も生まれている。

このようないわゆるサイボーグ技術が登場するのは、フィクションでは何度も目にするおなじみの光景である。ハリウッド映画では『ロボコップ』や『アバター』や『サロゲート』、日本のアニメ作品では『攻殻機動隊』など、人間の脳神経系を機械・コンピュータと結びつけて相互作用させる技術が登場する作品は、枚挙にいとまがない。

こうした作品を前にして、次のように考える人もいるかもしれない。これはあくまでもフィクションの世界で描かれる技術にすぎない。その意味では、どれほど魅力的な作品であろうとも、そこに登場する技術は、現実とは無関係なのだ、と。

だがそうではない。以下に見るように、脳や神経系と機械・コンピュータを接続する技術は、「ＢＭＩ（Brain-Machine Interface）」や「ＢＣＩ（Brain-Computer Interface）」などと呼ばれ、現実の世界においても急速に研究・開発が進んでいる（以下では統一して「ＢＭＩ」の語を使用する。またこの語を、さまざまな技術を包含する広い意味で用いることにする）。さらに、ＢＭＩのなかには臨床的な実験が行われたり、あるいはすでに実用化されているものもある（本『社会脳シリーズ』でも「神経社会ロボット学」が提案されている。（p. iv））。

本章では以下の問題を扱う。現実ではＢＭＩはどのようなところまで進んでいるのだろうか。ＢＭＩの研究と普及により、人類に大きな恩恵がもたらされる可能性は十分あるにしても、その過程においてはさまざまな社会的・倫理的な問題が生じるのではないだろうか。それだけでなくＢＭＩには、一般的な倫理的問題に回収しきれない独特の概念的な問題があるのではないだろうか。こうした問いを検討することを通じて、ＢＭＩをめぐる哲学的・倫理学的問題の見取り図を作成することが、本章の目標にほかならない。そのためにまずは、ＢＭＩの技術的な現状と将来的な展望について整理し、次に、ＢＭＩにまつわる倫理的問題を概観する。そして最後に、ＢＭＩをめぐる固有の概念的問題を扱いたいと思う。

ＢＭＩの現状と展望

入力型／出力型

はじめに、すでに実用化されているＢＭＩをいくつか確認しておこう[1]。目を見張る技術的達成として何よりもまず挙げるべきは、人工内耳である。人工内耳は、内耳の機能不全のために聴力を失った人に、手術によってとりつけられる。装着された人工内耳は外部の音を収集し、それを電気パルスに変換して聴覚神経に送る。そうして聴覚神経が刺激されるようになると、人工内耳を装着した人はやがてその刺激を音声として認識できるようになり、聴力を回復するのだ。人工内耳の利用者は、すでに20万人を超している[2]。

「ＤＢＳ（Deep Brain Stimulation：脳深部刺激療法）」もまた実用化が進んでいる技術である。

パーキンソン病やジストニアの患者には、不随意運動や筋緊張といった運動障害が見られるが、その大きな原因となっているのは大脳基底核の変性だと考えられている。こうした疾患は重度になると投薬があまり有効ではなくなる。しかしそうした場合でも、外科手術によって患者の大脳基底核に電極をとりつけて電気的な刺激を加えることによって、症状が緩和する可能性が残されている。その可能性を実現するのがDBSであり、日本国内での手術件数も着実に増加してきている。また海外では、重度の鬱病などの精神疾患の治療にDBSを利用するケースが見られる。

人工内耳やDBSは機械の側から電気刺激を脳神経に送るタイプの技術であるという点で「入力型」のBMIだといえる。他方、脳神経の側から機械やコンピュータへと情報をアウトプットしてそれらを制御するタイプである「出力型」のBMIも存在する。

ブラウン大学のドナヒューらは、四肢まひ患者が「考えるだけで」コンピュータなどを操作することができるようにしたBMIを実現している (Hochberg et al. 2006)。この研究には、脊髄の損傷により手足を動かすことができなくなっている四肢まひ患者の男性が参加した。ドナヒューらは微小な電極がおよそ100本ついたセンサをこの患者の一次運動野にとりつけ、神経活動から運動に関わる情報を抽出し、そうして得られる情報を電気信号としてケーブルを介して外部のコンピュータへと送ることができるようにした。ドナヒューらによれば、この男性は訓練を経て、脳を適切な状態に変化させることを学び、それによってコンピュータのディスプレイ上のカーソルを動かし、電子メールを開いて読む、といったことが可能になったという。

こうした目覚ましい事例のほかにも、出力型ＢＭＩの研究は、ラットやサルなどの動物にロボットアームなどを操作させる実験においても、著しい成果を挙げている（cf. Nicolelis & Chapin 2002）。たとえば、サルを用いて、遠く米国のデューク大学で歩行中のサルの神経活動から運動に関わる情報を抽出し、それをインターネット経由で京都の国際電気通信基礎技術研究所（ＡＴＲ）に送って、ヒューマノイド・ロボットにサルの歩行を再現させる、といった実験に成功しているのだ。以上のように、出力型ＢＭＩにもとづいて「第二の身体」を造り出す方向の研究は着実に進んでいるといえよう。

侵襲的／非侵襲的

ＢＭＩは、いま述べた「入力型／出力型」以外にも、「侵襲的（invasive）／非侵襲的（non-invasive）」という区別がなされる。これまで挙げてきたＢＭＩの事例は、外科手術によって脳や神経系に電極などをとりつける必要があるという点で、人体内部への介入を含み、その意味でいずれも侵襲的なものである。しかしいうまでもなく、外科手術や電極の装着が必要な場合、そのために生じる人体への負担は無視できない。これに対し非侵襲的なＢＭＩでは、手術をしたり電極を装着し続けたりすることが不要になるため、そういった点で人体への負担がない。これは非侵襲的ＢＭＩの大きな長所となる。では、そのような非侵襲的なＢＭＩはいかにして可能になるのだろうか。

そのひとつの方向は、頭蓋骨の外部から脳の活動を計測する技術ないしは装置を利用することである。脳の血流量などから脳活動を計測するｆＭＲＩ（functional Magnetic Resonance Imaging：機能的磁気共鳴画像法）や近赤外光血流計（Near Infra-Red Spectroscopy：ＮＩＲＳ）、頭皮の上から脳の電気的活動を記録する脳波（electroencephalogram：ＥＥＧ）などを利用するのである。[3] ここでは、臨床使用や商業的な実用化の進んでいる脳波利用型ＢＭＩについて、ふたつほど具体的な例を見ておくことにしたい。

第一の例は、日本の福祉機器メーカーのテクノスジャパンが１９９９年に発売した「マクトス（ＭＣＴＯＳ）」である。これは、ＡＬＳ（Amyotrophic Lateral Sclerosis：筋委縮性側索硬化症）という神経難病の患者のコミュニケーションを支援する装置である。イギリスの宇宙物理学者ホーキング博士が、ＡＬＳの患者として有名だが、この病気にかかると、運動神経が冒されて徐々に全身の筋肉が委縮していくため、やがて寝たきりになり、発話するのも難しくなってしまう。マクトスは脳波および眼電信号・筋電信号を利用することで、ＡＬＳの患者にコミュニケーションの手立てを与える。具体的には、「はい／いいえ」の音声応答、文書作成、ナースコールなどが可能になる（ほかにも、テレビや照明、エアコンなどの機器のスイッチを操作することもできるようになる）。

二つ目の例は、２０１０年にセガトイズから発売された「マインドフレックス」である。これはボールを浮遊させて遊ぶ玩具だが、脳波を利用して、操作者の脳の活動状態に応じてファンの回転数を増減させ、それによってボールの飛び方が変化する、という仕掛けである。このように脳波を利用した玩具は、ビデオゲームも含めていくつかのメーカーから発売されており、今後も、非侵襲的なＢＭＩにもとづく玩具が商品化されていくことだろう[4]。

展　望

以上、「入力型／出力型」ならびに「侵襲的／非侵襲的」という区別にもとづいて、ＢＭＩの現状を整理しながら見てきたが（もちろん網羅的にではないが）、そこからわかるのは、ＢＭＩと呼ばれる技術にはきわめてさまざまな種類がある、ということである。別の見方をすれば、「ＢＭＩ」という語は、「脳神経系と機械・コンピュータの相互作用」という点から多種多様な技術を一括して呼ぶために便宜のうえで必要となる名前だと考えられるだろう。したがって、「入力型／出力型」や「侵襲的／非侵襲的」という区別は、ＢＭＩをその技術的本性に即して厳密に分類するというよりは、むしろ雑然としたＢＭＩの現状について多少なりともよい見通しをつけるための便法だ、と考えた方が自然なのである（事実、紹介しきれなかったＢＭＩの中にはうまく分類できない事例もある）。

しかし、こうした多様性があるだけに、ＢＭＩには豊かな発展の可能性が開けているともいえる。なぜなら、そうした多様性はBMIが多くの関連領域をもつことを意味し、したがってBMI研究は、多分野の学際的な協働研究によるシナジー効果を生み出す場になる、と考えられるからだ。たとえば、BMIに直接的に関係する脳神経科学のみならず、生物学や情報科学、認知科学、ナノテクノロジーやロボティクスなどの諸分野が相互に刺激し合い、互いの成果を摂取しながら前進する場として、BMI研究を捉えることができるようになるかもしれない。そうなれば、BMIはいっそう高度に発展し、さまざまな場面で実用化されることにより、社会は豊かな恩恵に浴することができるだろう。

そうした恩恵について、これまで触れた応用分野に即して展望を示しておきたい。まず、医療分野ではどういった見込みがあるか。入力型BMIについていえば、人工網膜や人工触圧覚の開発が進めば、人工内耳のような技術的達成が他の五感に関しても実現するかもしれない。また、出力型BMIに関しても、前節で見たような、四肢まひやALSなどで身体の不自由な人のコンピュータ操作やコミュニケーションを支援するタイプに加え、車いすやロボットスーツなどと連動して移動や身体動作を可能にするタイプのBMIの開発が進むだろう（じっさい理研BSI－トヨタ連携センターでは、脳波によって車いすを動かす研究が成果を挙げている）。さらに身体機能の回復という点では、BMIの発展は、使いやすく高性能な義手や義足の開発に結びつくと考えられる。たとえば、単に運動を出力するだけでなく、義手・義足の位置や触圧覚などに関する情報が使用者にフィードバックとして入力されるため、次の動作がスムーズでしかも精確になる、という具合である（Lebendev & Nicolelis 2006）。このように、ＢＭＩの医療分野への応用は、多くの人にとっての福音となりうる、きわめて重要な領域なのだ。

医療以外では、エンターテインメントやコミュニケーションといった分野が考えられる。前者への応用については、すでに玩具として商品化されている例を見たが、今後さらに開発が進めば、従来のようにコントローラでキャラクターを操作するのではなく、脳の活動によってバーチャル世界の中に入り込むことで、まるでその世界が現実世界であるかのような感覚が得られるようになるかもしれない。もし実現されれば、それはいままでに味わったことのない経験や楽しさを与えてくれるだろう。またＢＭＩには、これまでにない新しいコミュニケーション手段を提供してくれる可能性もある。ひょっとすると、音声言語を使わずに、ＢＭＩによって相手に直接、意図や感情を伝達する、といったことが実現するかもしれない。そうした新しいコミュニケーション手段が普及すれば、われわれの対人関係は一変する。結果として、電話やインターネットが登場したときと同じように、社会もそれに応じた形態へと変貌を遂げていくだろう。

ＢＭＩの倫理的問題

倫理的問題の分類

以上で見てきたように、ＢＭＩが発展していくことは、社会にとって実に望ましいことであり、輝かしい未来を約束するものであるように思われる。しかし、いうまでもなくその実現のためには、ＢＭＩの研究や発展が倫理的に健全なものであり、社会におけるその受容の仕方が適切である、ということが不可欠の前提条件となる。それでは、ＢＭＩに関して懸念されるのは、どのような倫理的・社会的問題なのだろうか。ここでは美馬達哉にならい、ＢＭＩの利用者が拡大していく段階におおむね即した形で問題を分類していくことにする。[5]

(1) 研究倫理

はじめに、ＢＭＩが実用化される以前の段階で生じる問題として、研究倫理の問題がある (Clausen 2008; Wolpaw et al. 2006)。とりわけ重要なのは、生命倫理学において基本原則として掲げられる自律性および無危害の原則に関わるものである。研究が倫理的なものであるためには、たとえば、被験者が自発的な意思のもとに、十分で正確な説明を受けたうえで研究ないしは実験に参加することに同意しており（つまり、インフォームド・コンセントが成立しており）、また予期される被験者にとってのリスクと便益についての評価が慎重になされ、便益がリスクを上回っている、といったことが要請される。これは、ＢＭＩ研究に限らず、人間を被験者とするあらゆる分野を通じて変わらない。

他の分野とも共通する研究倫理上の問題には、研究過程で偶然的に知りえた被験者の情報の取り扱いをめぐるものもある（cf. グリーン 2008）。遺伝学の研究などでは、被験者から提供されたサンプルから、特定の疾患に関する遺伝的素因が明らかになる、ということがありうる。その情報をどれだけ保護すべきか、あるいはそれを被験者自身に伝えるべきなのか、といった点には慎重な判断が必要となる。なぜなら、そうした情報は、たとえば雇用や保険加入などに際して当人に対する差別を引き起こすかもしれないからである。これと同様の問題がＢＭＩ研究でも生じる可能性がある。研究の過程で被験者の神経活動を計測・記録していく際に、被験者の神経疾患や精神疾患に関する情報が偶然的に得られるかもしれない。そのときに、得られた情報をどのように取り扱うべきなのかが問題となるわけである。[6]

(2) 安全性をめぐる問題

次に、ＢＭＩが研究段階を経て、医療現場で実際の治療に用いられるようになった場合に生じる倫理的問題を見ておきたい。治療のリスクと便益を明らかにし、治療を受ける患者の自律性を尊重し、インフォームドコンセントがなされたうえで、ＢＭＩは治療に用いられなければならない。また、治療を通じて偶然的に得られた患者の個人情報は慎重に取り扱われなければならない。こうした点は上に見た研究倫理の場合と同様である。

ＢＭＩの臨床利用については、さらに二点述べるべきことがある。第一に、長期的な使用にまつわる問題である。とくに侵襲的なＢＭＩの場合、神経系に電極などの装置を埋め込み、患者はそれを取りつけたまま生活することになる。もちろん、装置を埋め込むための外科手術にも感染症などのリスクがあるが、神経系に長期的に電極を埋め込むことに伴う影響についてはまだ十分な知見が得られていない点もあり、そのため、ＢＭＩのリスクを評価するうえでの重要な問題となるわけだ。

第二に、ＢＭＩが患者の心ないしは人格に及ぼす影響の問題である。さきに、脳深部に電気刺激を加えるＤＢＳが、鬱病などの精神疾患の治療に用いられる場合がある、ということに触れておいた。そうした治療が成功しているとき、それはある意味で患者の人格を変化させていることだといえなくもない。そうだとすると、問題となるのは、ＤＢＳに限らずＢＭＩ一般が、想定外の副作用として人格の変化を引き起こす、という可能性である。

この問題が生じうるのは、ひとえに、ＢＭＩが脳に介入する技術だからである。脳は精神の座であり、われわれの人格が宿る器官にほかならない。他方で脳は、無数の神経細胞が複雑に結びついてできており、そのためＢＭＩからの電気刺激の影響が思わぬ領域にまで派生してしまう可能性が考えられる。したがって、その予期せぬ結果のひとつとして、ＢＭＩを使用する患者の性格などの心理的特性を大きく変化させてしまうのではないか、とりわけ、長期にわたるＢＭＩの使用は患者の精神に深刻な影響を与え、その人格を根底から改変しかねないのではないか、との懸念が生じるわけである。

かつて行われたロボトミー手術が実質的に患者の人格を破壊するに等しい処置であったことを考えれば、この問題の深刻さは小さく見積もられるべきではない。また心や人格をめぐる問題には概念的な側面もあるため、ここでの議論には哲学的観点からの吟味が必要となる。そこでこの問題は次節で改めて検討することにしよう。いずれにしても、安全性の確保と向上は、研究段階でも臨床段階でも重大な課題であり、その克服には、今後の利用を通じて知見を蓄積していくとともに概念的側面からの検討も加えていくことが求められるだろう。

(3) 軍事利用

身体の不自由な人のコミュニケーションを支援したり、知覚能力や運動機能を回復させたりするＢＭＩの力は、健康な人間にも転用可能だと考えられる。ＢＭＩによって、人間のもつ能力や機能を標準的な状態以上に高めたり、これまでになかった領域にまで拡張しようというのである。このような技術的介入による能力の増強や拡張は、一般に「エンハンスメント（enhancemenet）」

と呼ばれ、その倫理的是非をめぐり、現在、活発な議論が展開されている。ここでは、ＢＭＩがエンハンスメント目的で利用されるようになった場合に、おそらく最初に生じることが懸念される問題について見ておこう。それは本章の冒頭でも示唆した問題だ。すなわち、ＢＭＩが軍事利用される可能性である。

ＢＭＩは戦争の様相を一変させるかもしれない。強化された知覚能力を備え、自分の手足のように思い通りに動かせる兵器と連結した身体をもつ兵士たちが戦場を駆け抜ける。あるいはもしかすると、米軍が遠隔操作型の無人兵器の実戦投入を進めている現状を考えると、将来の戦場に立つのは生身の兵士ではなく、遠隔操作されたロボット兵士なのかもしれない。そうしたロボットであれば、生物・化学兵器にも耐え、生身の兵士では遂行不可能な任務もこなすことができる。そこでの人間の兵士の役割は、ＢＭＩによって、戦場から遠く離れた安全な場所から、自分との一体感を備えたロボットを巧みに操作して生身の敵を殲滅する、といったものになるだろう。

この悪夢のようなビジョンが杞憂に終わるだろうとはいいきれない。なぜなら米国では、軍関連団体が提供した資金に基づいてなされているＢＭＩの研究が現に存在しているからだ。とくに注目すべきは、米国防総省高等研究計画局（ＤＡＲＰＡ）による「人間支援神経装置プログラム」である。このプログラムでは、脳と機械の相互作用、およびそれにもとづいて人間の能力を増大させる新技術の創造を目指して研究が推進されており、すでに２４００万ドル以上の資金が注入されているという（Moreno 2006）。こうした研究は軍事目的での利用だけではなく、軍民共用（デュアル・ユース）、すなわち医療などへの応用をも視野に入れて進められている。しかし、医療技術への利用も想定されているとはいえ、軍事技術としてBMIの研究を進めることが倫理的に許容されるかどうかは、大きな物議を醸す問題であり、十分に慎重な扱いが必要になるといわざるをえない。

(4) 心の読みとりと操作

BMIは、治療や軍事といった限定された場面で用いられるだけでなく、やがてもっと広く社会全体に普及していくと予想される。その際、どのような倫理的問題が生じうるだろうか（以下ではBMIがかなり高度に発達した段階を想定する）。そのひとつはすでに触れたエンハンスメントの問題、すなわち、人々がBMIによって能力や身体機能を強化・拡張することができるようになった場合に生じる様々な問題である。[7] もうひとつ、エンハンスメント以外に大きな問題となるのが、心の読みとり（マインドリーディング）と操作（マインドコントロール）の可能性である。

出力型のBMIは、神経系の活動から情報を抽出して利用する技術を構成要素に含むため、それが個人の心の内容を知ることにつながる可能性がある（この技術そのものは「デコーディング」と呼ばれ、すでに一定の研究成果を挙げている）。ある人が何を考えているのか、何を欲しているのか、といったことが、悪意ある人間によって本人の同意なしに読みとられてしまうかもしれない。いいかえれば、BMIを悪用したマインドリーディングによって、プライバシーの侵害が生じるかもしれないのだ。このような心の読み取りの危険性は、現在のＢＭＩの技術水準ではまだ切迫した問題ではないものの（cf. Wolpaw et al. 2006）、高度に発達したＢＭＩが登場してくる前に十分に検討しておくべきものである。

マインドコントロールは、マインドリーディングと似た面もあるが、さらに大きな問題をはらんでいるといえる。高度に進んだ入力型ＢＭＩを悪用して、本人のあずかり知らぬところで、信念や欲求や行動を変化させて、都合よく操ることが可能になるからだ。もちろん、悪用する場合に限らず、本人の同意なしに心に介入し、それを操作することは、自律性を大きく侵犯するがゆえにそもそも倫理的に許されることではない[8]。

以上の問題はさらに、ＢＭＩがネットとつながることでいっそう拡大する可能性がある。企業や国家機関などの組織が、ＢＭＩとネットを通じて人々の心に秘密裏にアクセスし、人々の嗜好や行動傾向、あるいは思想信条などを監視・把握し、さらにその組織の望む方向に改変する。このような、ある意味で典型的なディストピアの実現にＢＭＩが一役買ってしまわぬように、社会がＢＭＩをどのような形で受容すべきかを、あらかじめよく考察しておかねばならない[9]。

ＢＭＩ倫理４原則の提案

ここまで概観してきたように、ＢＭＩはさまざまな倫理的問題を生み出す可能性がある。川人光男と佐倉統は、そうした問題に対応するべく、I・アシモフの「ロボット工学3原則」に即して、以下に掲げる「BMI倫理4原則」を提案している（川人・佐倉 2010）。

①戦争や犯罪にBMIを利用してはならない
②何人も本人の意思に反してBMI技術で心を読まれてはいけない
③何人も本人の意思に反してBMI技術で心を制御されてはいけない
④BMI技術は、その効用が危険とコストを上回り、それを使用者が確認するときのみ使用されるべきである

この4原則と上で見た倫理的問題との対応をごく簡単に確認しておこう。①は、BMIの軍事利用を禁じるとともに、BMIを利用した犯罪行為を一般に禁じている。したがって、マインドリーディングやマインドコントロールを利用した犯罪もここで禁じられていることになる。心の読み取りと操作については②③においても禁止事項が設定されている。そこでのポイントは本人の同意の有無にあると考えられるので、研究や治療などに際してのインフォームドコンセントをここに含めることができる。また②は川人らが想定するように、たとえば裁判において被告の証言の信憑性を問うための装置、つまり嘘発見器として利用されることから生じかねない冤罪の可能性などの問題をも扱う原則であると考えられる。④もおおむね以上と同じ方向だが、

一般にＢＭＩの利用に際して利用者がそのリスクと便益を確認することの必要性を強調しており、安全性をめぐる問題への対応も基本的にはここに含まれているといえよう。

ＢＭＩ倫理４原則の提案は、ＢＭＩの健全な発展と利用を促すための重要な第一歩となる試みと見ることができる。研究や治療におけるＢＭＩ利用のみならず、将来的に登場するであろう高度なＢＭＩまで射程に入れて、その社会的影響をも考慮した原則を現段階で提案している点は、高く評価されるべきである。

とはいえ、あらゆる倫理的問題がこの４原則で対応可能であるとは限らない。そうした難問の存在は川人らも明言している。上で倫理的問題を整理した際にもごく簡単に触れたが、煎じ詰めればそれは「人格」に関わる問題である。たとえばＢＭＩの使用の副作用として、使用者の人格が変化してしまう可能性があるとしよう。そのとき、ＢＭＩ倫理４原則に含まれる「本人の意思」のような文言に現れる「本人」というものを、いったいどのように考えればよいのだろうか。あるいは、ＢＭＩを使用するさい、ＢＭＩの使用者は、人間だけだといってよいのか。それとも人間とＢＭＩからなる全体を使用者として考えるべきなのか。節を改めて、ＢＭＩと人格にまつわるこうした問題を考えていくことにしよう。

ＢＭＩと人格・責任・社会制度

ここではまずＢＭＩの使用者の人格が変化してしまう可能性とそれによって生じうる問題について、哲学的観点から検討する。ついで、ＢＭＩが、人格という概念と深く関わる行為や責任といった概念、および、そうした概念と結びついた社会制度に及ぼす影響に関して考察することにしたい。

人格の同一性

ＢＭＩを使用するための脳外科手術やＢＭＩの長期的使用のあとで、予期せぬ副作用として使用者の人格が大幅に変化してしまうかもしれない。これが倫理的問題であるのはひとえに、そうした人格の変化が、当人に対する深刻な危害だと考えられるからである。いうまでもなくこの問題は、ある人物がほかならぬその人物であり続けること、つまり「人格の同一性（personal identity）」の基準と密接に関わっている。では、ＢＭＩの使用によって脅かされる可能性があるのは、いかなる基準にもとづく人格の同一性なのか。ここでの倫理的問題の性質や規模は、それに応じて異なってくる[10]。

人格の同一性に関する哲学的見解として、まずは「記憶説」を挙げることができるだろう。記憶説とは、ごくおおまかに述べるなら、ある人の人格の同一性を、記憶を中心とするその人の心理状態ないし心理機能の一定程度の連続性に求める見解のことである。「自分とは、これまで経験したことを覚えている存在のことである」という見方は受け入れやすい。また、事故や疾患などで大規模な記憶喪失に見舞われた人を、「この人はもう以前とは違う人になってしまった」と周囲の人間が考える場合があることは、ごく自然に想像できる。記憶説の訴求力は、このような直観に存する。

記憶説に立脚すると、ＢＭＩと人格をめぐる議論は次のようになるだろう。すなわち、ＢＭＩの使用が許されるのは、それを通じてなおも記憶を含む心理状態や心理機能がそれ以前と同じように保持される場合に限られる。その場合には、ＢＭＩの使用によって人格の侵害は生じないからである。その意味では、たとえ脳そのものが大規模に改変されることになっても、記憶説で規定される人格の同一性が維持されるのであれば、少なくとも人格の変化という点に関する限り、脳への介入は倫理的な問題とはならない、というわけである（cf. Merkel et al. 2007, 276ff）。

記憶説は記憶という日常的な概念に依拠しているためなじみやすく、その点で上の議論にも一定の説得力があるように見えるかもしれない。しかしそれだけに、反面で記憶説には素朴なところが多分にある。記憶説が人格ないしは自己の実相を十全に捉え尽くしているとはいいがたい。

なぜなら人格や自己には、固定的な実体ではなく、むしろ必要に応じてそのつど生み出される動的な構成物としての側面があるからだ。記憶説ではこの側面が取りこぼされていると思われる。素朴で日常的な概念としての記憶は、過去の経験の記録として固定したものとして理解されるため、それにもとづく人格理解ではどうしても人格のもつこうした動的な性格が捉えにくくなってしまうのだ。そこで、こうした点を取り込みつつ提示されるのが、「物語説」といういっそう洗練された見解である。

物語説によれば、あらかじめ人格や自己が固定的な実体として存在し、それが言語を発してコミュニケーションが生じる、というのは正しい見方ではない。まずはコミュニケーションが先にあって、そこにおいて自分自身の信念や欲求について説明し、過去や現在の行為およびその意図を説明する。これはつまり自分自身についての物語を語るということである。そうして他者と協調しつつ、自分自身のふるまいを制御することができるわけだ。人格や自己はここにおいて必要とされ、その姿を現す。したがって、あくまでもコミュニケーションという言語実戦を通じて、はじめて人格や自己といったものが生み出されると考えなければならない。いいかえれば、他者や自分自身に対して自分を物語るという言語的な実践こそが、人格や自己の源泉なのだ。そしてこの見解では、記憶説からは取りこぼされる人格や自己が動的な構成物であるという側面は、物語るという言語実践に見られる動的性格に即して理解可能になるのである。[11]

とはいえ、物語説をとった場合でも重要になるのは、記憶説と同じくやはり記憶である。というのも、自分を語ることは自分が過去に経験したことの記憶と密接に結びついており、その意味で、個人の記憶がある程度保持されていなければ、そもそも自分についての物語といえるような、それなりに一貫した物語を語りえないからである。したがって、ここでも記憶が、自分についての一定の物語を支えるという点において、物語から生み出されるものとしての人格および自己の同一性の基礎となっている、といえるだろう。

むろん、自分についてそれなりに一貫した物語を語ることを可能にするのは、記憶に限られない。たとえば、それには言語能力が大きな役割を果たすだろう。あるいは共感能力のように、他者とのコミュニケーションの場面で要請される能力もまた、人格が生み出されるような物語が成立するためのきわめて重要な要素と考えられるかもしれない。

したがって、物語説の観点からは、ＢＭＩと人格をめぐる議論はこうなる。すなわち、記憶や言語能力など、コミュニケーションの場面で自分についての物語を語ることを可能にする心理状態ないしは心理機能が損なわれる場合に、ＢＭＩの使用には倫理的な問題があることになる。なぜなら、それは使用者の人格を改変・侵害することになるからである。

物語説からはさらに、物語るという行為が複数の心理状態や機能・能力に立脚しているという点から引き出すことのできる興味深い含意がある。それは以下のようなものだ。たとえば、性格や行動上の癖のような個人的特徴の改変は、通常は当人の人格に変化をもたらすものであるように思われる。しかしそれが、温和で快活な性格への変化や言語を流暢に操る能力の向上に結びつくものであるとしたらどうだろうか。それは人格の同一性を揺るがすというよりも、むしろ人格や自己を生み出す物語がよりよく成立することに寄与するとも考えられる。そしてもしそうだとすると、物語説を受け入れる限り、ＢＭＩの使用によって個人の性格や癖を改変することになっても、少なくとも人格の侵害という点での倫理的問題には当たらないケースもありうる、と考えねばならない（ただしこうしたケースでは、エンハンスメントとしての倫理的問題が生じる可能性がある）。この結論はやや反直観的かもしれないが、ＢＭＩと人格をめぐる議論の含意が、人格の同一性についてどの哲学的見解をとるかに応じて変化するありさまをよく示す例だといえるだろう。

容易に想像されるように、人格の同一性に関しては記憶説や物語説以外の立場もあり、しかもそれぞれの立場の内部で力点の置き方の異なる複数の見解が提起されている。したがって、ＢＭＩの使用が人格に与える影響をめぐる議論に関しても、ここで簡単な決着を望むことはなかなかできず、今後とも上に示した方向での議論を継続させていく必要があるのはまちがいない（本『社会脳シリーズ1　社会脳科学の展望――脳から社会をみる』を参照）。

責任の行方と社会制度への影響

いま見たように物語説では、人格や自己はコミュニケーションにおいて生み出されるものとして捉えられる。ここには、人格や自己という概念が社会的な側面をもっている、という洞察が含まれている。人格や自己は心的な概念であると同時に、社会的な概念でもあるのだ。そしてこの社会的側面に着目すると、人格や自己といった概念が、われわれの社会の基礎に関わるさまざまな概念と密接に結びついている、ということがわかる。BMIはこの点にいかなる影響を及ぼすことになるのだろうか。

ここで注目したいのが、責任の概念である。人格とは、自らの行為の帰結に責任を負うことのできる主体のことであり、人間はそのような人格をもつ存在であると考えられている。だからこそ、たとえば何らかの罪を犯せば、その責任をとって、しかるべき司法の手続きを踏んだのちに刑罰が科されることになる。このように、責任の概念は、人格や行為の概念と密接に結びついており、社会制度の根幹に関わるきわめて重要な基礎的概念だといえるだろう。

だが、高度に発達したBMIには責任の概念に大きな変容を迫る可能性がある。それは、高度なBMIによって、行為の主体が不明確になるかもしれないからである。人工的に拡張された身体の制御には、BMI使用者の神経活動だけでなく、使用者と接続されたコンピュータもまた関与してくるだろう。高度に進んだBMIにおいては神経活動とコンピュータの情報処理との連携は非常に滑らかで、両者の結びつきは分離できないほどに緊密であるとも考えられる。そのため、誰が（何が）全体を制御し、行為しているのかを見きわめることは実に難しくなるかもしれない。そしてかりにそうなれば、BMIの使用を通じてなされる行為の帰結に対して誰が責任を負うのかもはっきりしなくなってしまう、という事態が生じかねないのである。

そうして責任の所在がきわめてあいまいになってくると、現行の社会制度を支えている責任概念がうまく機能しなくなる状況が生じることも懸念しなければならなくなる。ＢＭＩを使用することで何らかの事故が生じたとしよう。では、事故を引き起こし、その法的な責任を負って、刑罰を科されるべきなのは誰なのか。そもそもそれは誰かがなした行為の帰結と見なすべきものなのだろうか。こうしてＢＭＩの高度な発展とその普及により、人格や主体や行為や責任といった基礎的概念は機能不全に陥り、それらにもとづく社会制度に混乱がもたらされるかもしれないのである。[12]

ではどうすればよいのだろうか。石原孝二は、社会制度の根幹をなす基礎的な概念やそれを行使した実践を損なう可能性のある技術の発展には一定の制約が課せられることになるだろう、と述べている（石原 2008）。たとえば、そうした影響が生じたり波及したりすることを防ぐ技術とともに開発が進められるようにする、という具合である。もちろん、ＢＭＩの発展にどのような制約を課すのが望ましいのかという問題は、現行の基礎的概念の再検討や社会制度そのものの改訂をも視野に入れて慎重に吟味すべきであろう。これはいかなる仕方で社会を改革するのが望ましいか、という問いをも含むきわめて射程の長い問題である。したがって、ここでの考察には、技術的・概念的・社会制度的観点を含む多面的な観点と、これまでの人類史において技術の発展と浸透が社会制度改革のあり方に与えてきた影響に関する歴史的視座にもとづいた丹念な検討が必要となるのである。

さらなる展開

ところが話はこれで終わらず、議論状況は現在いっそう複雑化しつつある。それは、ＢＭＩをめぐる問題に、心の哲学において主張される「拡張された心テーゼ（extended mind thesis）」を援用するアプローチについて活発な議論が展開されているためだ。このテーゼによれば、心は脳が活動する範囲には限定されず、身体や環境にまで拡張しうるものと見なければならない。脳を絶対視することなく、身体や環境をも心を構成する要素として捉えるのが、拡張された心テーゼなのである。[13] いうまでもなく、拡張された心テーゼ自体も議論を巻き起こすものであるが、もしこのテーゼを受け入れるなら、ＢＭＩに関する議論もさまざまな点で大きく変化することになる。ここではそうした議論をひとつだけ瞥見しておこう。[14]

心が環境にまで拡張しうるのなら、心的なものとしての人格もまた環境にまで拡張しうる、と考えることができる。このとき、ＢＭＩによる人格の侵害可能性をめぐる議論に再考が迫られることになる。人格の侵害は、皮膚や頭蓋骨を超えて神経系に介入するという意味での侵襲性と重ね合わされて考えられがちである。ところが、人格が環境にまで広がっているならば、ＢＭＩのうち、侵襲的ＢＭＩのみが人格の侵害を引き起こすとは限らなくなる。非侵襲的ＢＭＩであっても、その可能性は生じるのだ。したがって、少なくとも侵襲性の概念からは、ＢＭＩの使用による人格の侵害という懸念を扱うための適切な倫理的基準を打ち立てることはできなくなるのである（cf. Anderson 2008; 小口 2009）。

むろん、こうした議論の妥当性はさらに吟味する必要がある。たとえば、心の拡張が人格の拡張をもたらすと論じるとき、そこでは心と人格が重なり合うようにして存在しているという見方が前提にされているが、実際には両者が常に一致するとは限らないのではないか、という疑念を差し挟むこともできるだろう。[15] 人格という概念には心的な側面だけでなく社会的な側面もあり、人格の侵害可能性が問題になるとき、どちらの側面を扱っているのかが明らかにされなければならないのである。

他にも、拡張された心テーゼにもとづいて、まさにＢＭＩこそが人格を拡張する技術になりうるのではないか、そうなるとＢＭＩによって責任主体もまた拡張するのか、それとも曖昧になるのか、といった点が議論されている。しかしいずれにしても、拡張された心テーゼを援用してＢＭＩをめぐる問題にアプローチする議論は増えつつあり、それにつれて論争もますます活発化していくと思われる。その過程で、拡張された心テーゼそのものもまた吟味にさらされ、その倫理的・社会的含意が明確化されていけば、本章で見てきたＢＭＩをめぐるさまざまな議論にも、いっそう実り豊かな進展が見られるようになるだろう。

おわりに

ＢＭＩをめぐる議論には、研究倫理や心の操作・読み取りにまつわる問題のように、生命倫理学における基本原則の枠内で対処していくことのできる領域がある一方で、人格や責任などわれわれの社会制度の根幹をなす基礎的な概念に関わるがゆえに、容易な解決を許さない問題を含む領域がある。とくに後者はいくつかの論点が絡み合って見通しがあまりよくない。本章では、ＢＭＩをめぐる問題の概念的な見取り図を、なるべく整理して提示したつもりだ。だがいうまでもないことだが、これはまだ概略図にすぎず、残された空白部分を補い、詰めるべき細部を充実させていかなければならない。したがって、ＢＭＩの望ましい発展と社会的な受容のために、ＢＭＩが他のさまざまな事物となす概念的な連関と、そこに読み取ることのできる社会的含意とを可能な限り広い観点から明確に描き出す作業が、今後とも継続されなければならないのである。

注

［1］　ＢＭＩの現状に関する以下の記述は、レーベンデフとニコレリス（Lebendev & Nicolelis 2006）、ニコレリスとチェーピン（Nicolelis & Chapin 2002）、櫻井他（2007）、「脳を活かす」研究会（2007）、浅田編

(2011) に大きく負う。

[2] ただし人工内耳については、自己決定の能力のない幼児への装着や、聾唖者の手話文化の存続をめぐる問題も生じうる。

[3] いずれの語も、装置そのものを指す場合と計測の手法を指す場合とがあるが、以下ではさしつかえない範囲で両方の意味で用いる。なお、ATRとホンダ・リサーチ・インスティチュート・ジャパンの共同研究では、fMRIを利用してロボットハンドを動かすことに成功したきわめて興味深い実験が実施されている。

[4] 非侵襲的BMIの別の方向は、TMS (Transcranial Magnetic Stimulation：経頭蓋骨磁気刺激) のように、頭蓋骨の外部から脳の状態を変化させる技術の利用である。

[5] 美馬 (2008) を参照。なお以下では、倫理的問題の分類の仕方に加えて、安全性、軍事利用、エンハンスメントという個別の論点についても、美馬の整理を参照している。また、以上の論点に加えて、心の読みとり・操作という論点については、川人・佐倉 (2010) をも参照している。

[6] BMIというよりも脳神経科学一般の研究倫理に関わるものとしては、ほかに動物実験の問題がある。たとえば、実験で用いる動物が人間と類似していればしているほど、その成果は人間に適用可能なBMIの研究に有用になるが、他方で、人間との類似性が高いとそれだけ厳格な倫理的処遇が要請されることになる、といった問題が考えられる (cf. Bird 2005)。

[7] エンハンスメントをめぐる諸問題は、BMIに直接は関係しない多数の論点をも含んだ非常に多岐にわたるものであるため、その紹介と検討は別の機会に譲らざるをえない。エンハンスメントをめぐる倫理的問題の概要については、薬物にもとづく認知能力のエンハンスメント (スマートドラッグ) を例に整理と検討を行った植原 (2008b) をも参照されたい。

[8] ただし、重度の統合失調症や認知症の患者、幼児など、本人の同意を得ることが難しいケースについては、別途問題になる。BMIに関わる現実の問題としては、先天的に失調している幼児に人工内耳を取りつけるか

どうか、というものがある。

［9］ ネットとＢＭＩの接続に関わるこの種の論点については、クラーク（Clark 2003）をも参照。

［10］ 以下での論述については、クラウゼン（Clausen 2008）を参照。なお、精神疾患の治療のように、意図的な人格の変化を含むと思われるものをどう考えるかは、別途検討が必要な問題である。

［11］ ここで物語説として念頭に置いているのは、Ｄ・Ｃ・デネットの自己観である。デネット（Dennett 1992, Ch.13）を参照。

［12］ この点は、ラディカルなエンハンスメントが可能になった場合に即して、植原（2008a）でさらに詳しく論じている。また、ここでの叙述には、クラウゼン（Clausen 2008）をも参照した。なお、ＢＭＩの発展によって、人間と機械の境界が不明になり、人間を機械として捉える傾向が強まるとの見方があるかもしれない。この点は、煎じつめれば、脳神経科学およびその応用技術の発展によって「心の機械化」が進むのではないか、という懸念に行き着くと思われる。この懸念について哲学的観点から検討したものとしては、クラーク（Clark 2007）や信原（2008）を参照。

［13］ 拡張された心テーゼはすでにさまざまな論者によって支持されている。ここでは拡張された心テーゼの平易な解説とそれに立脚した脳神経科学一般に対する検討を含むものとして、リーヴィ（Levy 2007）、河野（2008）を挙げる。

［14］ 拡張された心テーゼをＢＭＩの問題に適用した議論としては、他にＬＩＳ（Locked-In Syndrome）患者や意識障害患者のＢＭＩ使用による心的状態の変容をめぐるものなどがある。礒部（2009）や戸田（2011）を参照。

［15］ この批判はブラー（Buller 2011）のものである。現在の技術的水準でのＢＭＩでは心の拡張をもたらさないとする議論がヘーアスミンク（Heersmink 2011）に見られる。

6　笑いの神経科学

岩瀬真生

はじめに

人の表情の中で最も頻繁に表出され、最も情報量の多いものは笑いである。他の表情は、悲しみにしても、怒りにしても、驚きにしても日常的に表出される回数は少なく、その意味するところは、ほぼ単一の情動の表出である。またこれらの表情は悲しみを例にとってみても、強い悲しみとか、弱い悲しみなど量的な差はあっても、表出に質的な差はあまりない。ところが笑いは快情動の表出であるとともに、あいさつなどのコミュニケーションの手段として用いられる。場合によって快情動がなくても表出されるし、快情動の表出に際してもさまざまな形で意志が関与する。つまり笑いには量の大小の他に、質的な差のあるものが含まれている（志水 2000, 2001）。

最近になって笑いに関する神経科学的な研究報告は増加してきているが、われわれは快情動の表出としての笑いの精神生理学的メカニズムについて解明すべく、笑っているヒトの脳をPET（positron emission tomography）により測定した。まずその概要を中心に述べ、次に笑いについて他の神経科学的な研究を紹介し、笑いの脳内メカニズムについて考察する。

笑っている時の脳の活動を捉えるには

笑いをはじめとする情動は一般に、認知、体験、表出の3つの過程があると考えられている（LeDoux 1987）。情動的認知とは見たものや聞いたことに対し個体がどのような感情をいだくかという価値判断をする過程である。情動体験とは個体の意識内に生起された感情体験そのものであり、個体内部からしか直接的には知りえない性質のものである。情動表出とは表情、姿勢、自律神経性反応、内分泌学的反応など情動的認知および体験に対応して、特有かつ適応的な行動や反応を準備し、遂行する過程である。平たく言えば笑いの場合、見たものや聞いたことが面白おかしいかどうか判断するのが情動的認知、面白い、可笑しい、楽しいという愉悦感情そのものが情動体験、笑顔や笑い声を上げ笑うという行為が情動表出ということになる。このとき同時に一過性に交感神経優位となった後、副交感神経優位となるが、これも情動表出の一部である。

近年さまざまな非侵襲的な脳機能測定法の発達により、ヒトの情動に関連する脳の活動を測定する研究が多数行われるようになり、あまたの知見が得られるようなった。しかし、初期の研究は情動的認知に関するものや、情動体験の誘発にとどまり、情動の表出行動まで含めた脳の活動を測定した研究は、この研究を企画・実行した当時には（1999年から2000年頃）まだ行われていなかった。笑いに限らず情動的な表情というのは不随意な顔面の運動パターンから成っているが、一方でヒトは顔面の筋肉を随意的に動かしてさまざまな表情を意図的に作ることができる。また損傷研究（lesion study）といって、病気による脳損傷によってどのような脳機能が影響を受けるのかを調べる脳科学の重要な研究方法があるが、脳損傷の部位により情動的な表情の麻痺だけが起きたり、随意的な顔面運動の麻痺だけが起きたりする事例が多数報告されており（Hopf et al. 1992; Laplane et al. 1977; Ross & Mathiesen 1998; Topper et al. 1996; Trepel et al. 1996）、両者が脳内で個別の神経基盤を持つことが想定されていた。そこでわれわれは健常被験者にコミックビデオを見せて快の笑いを誘発した際の脳の活動を測定し、ついで同じ被験者に顔面の随意運動（作り笑い）をさせた場合の脳の活動を同様に計測して、両者の相違を検討することにしたのである（Iwase et al. 2002）。

さて、一口に脳の活動を測定するといってもさまざまな方法がある。

脳の機能は1000億以上といわれる無数の神経細胞の活動により実現されている。神経細胞の情報処理活動は主に電気的なものであるが、それらを集合したものが脳波であり、電場と同時に発生する脳磁場である。それでは脳の活動を測定するのに脳波や脳磁図を利用すればよいかというと、話はそう単純でない。神経細胞の電気的活動は多種多様にわたるため、現在のところある脳波や脳磁図の波形が観察された際に、神経細胞がどのような活動を行っているかを推定することは、いくつかの例外を除き困難であり、いまだ研究途上にある。

一方、神経細胞の活動は膨大なエネルギーを消費するために、神経細胞の活動が増加した脳領域では血流が増大することが知られており、この現象はニューロバスキュラー・カップリング（neurovasucular coupling）と呼ばれている。そのため脳血流の変化を測定すれば、ある特定の脳機能を発現している時に、脳のどの部位の活動が増加しているかを大まかに推定することができる。ｆＭＲＩやＰＥＴ、ｆＮＩＲＳ（functional near infrared spectroscopy）はこのような測定を可能にする技術であり、特に全脳をくまなく検索でき、空間解像度も高いｆＭＲＩがこのような研究においては頻用されている。

しかしわれわれの研究の場合、笑いにより頭部や体が動いてしまうことが危惧されること、笑いの表情測定に筋電図が必要であることから、ｆＭＲＩによる研究では困難が多いと判断した。ｆＭＲＩは体動に弱く、かつ当時は筋電図や脳波のような電気生理学的な手法とｆＭＲＩの同時測定の技術は確立していなかったからでもある。ＦＮＩＲＳも当時はまだ一般的でなく、大脳皮質の表面しか測定できないことから、脳の深部構造にも神経活動が予想される笑いのような現象を測定するには不向きと思われた。以上のことからわれわれの研究においては $H_2{}^{15}O$－ＰＥＴを用いて、笑いと作り笑いの際に脳活動により増加する局所脳血流量を測定し、それぞれの笑いに関係の深い脳領域を調べることにした。被験者には研究の趣旨を十分に説明した上で、文書にて研究への参加の同意を得た。なおこの研究は共同研究施設である浜松医療センター・先端医療センター倫理委員会の承認を得て行われた。研究に用いられた $H_2{}^{15}O$ は放射性同位元素であるが、半減期は約2分であり、投与量もごく微量であるため体内から迅速に消失する。臨床的にも日常的に用いられており、十分な安全性が保証されている。

楽しい笑いのＰＥＴスタディ

まずは健常者12名（男性6名、女性6名）を対象に笑いのＰＥＴスタディを行った。コミックビデオ視聴中に被験者に自由に笑うよう指示し、その間の局所脳血流を $H_2{}^{15}O$－ＰＥＴにより測定した。12本の無声のビデオクリップ（各２１５秒）を準備して被験者に見せ、そのつど、脳血流を測定した。ビデオの放映順は被験者ごとにランダムにした。無声のビデオクリップを用意したのには、重要な理由がある。市販のコミックビデオシリーズはたいていコミックの落ちの部分に効果音として笑い声が入っていることが多い。しかしこれをそのまま被験者に見せてしまうと、いざ被験者が笑ったときに、被験者の笑いに関係した脳活動を捉えたのか、ビデオに含まれる笑い声を聞くという脳活動を捉えたのか区別できなくなってしまう。かといって音声を消してしまっては会話のやりとりによって笑わせるようなコミックは使えない。そこで、この研究ではユニークな表情や動作が特徴的なミスタービーンのコミックシリーズ（英国で放映されたTV番組）の中から、音声なしでも十分笑えるドタバタ喜劇のシーンを選りすぐって、被験者に見せることにした。そのシーンを厳選したのは他ならぬ筆者であるが、実際に測定を始めるまでは、はたしてこのビデオクリップで本当に被験者は笑ってくれるだろうかと、ひやひやものであった。なにしろ万一ビデオがすべってしまえば、PETを使った高価な測定がすべて無駄になってしまうのである。

ビデオを見せる上でもう一つ苦労したことがある。それは脳血流を測るためのトレーサー（この場合は $H_2{}^{15}O$）を投与した何秒後に、ビデオの落ちのシーンを持ってくればよいかということであった。これも重大な問題で、せっかく被験者が笑ってくれたとしても、PETで測定できるタイミングで笑ってくれなければ、その測定は失敗に終わってしまう。$H_2{}^{15}O$ は前腕の静脈から投与するのだが、投与されてから脳に達するまでおよそ30秒から35秒かかることがわかっている。また先行研究でPETスキャンにおいて認知課題による局所脳血流の変化を捉えるには $H_2{}^{15}O$ が脳内に入り始めてからピークに達するまでの約30秒間（この区間を上昇期（rising phase）という）に課題を行う必要があることが知られていた（Silbersweig et al. 1993）。つまりこの30秒間にビデオの落ちが放映されるようコミックビデオを編集する必要があった。もちろん、いきな

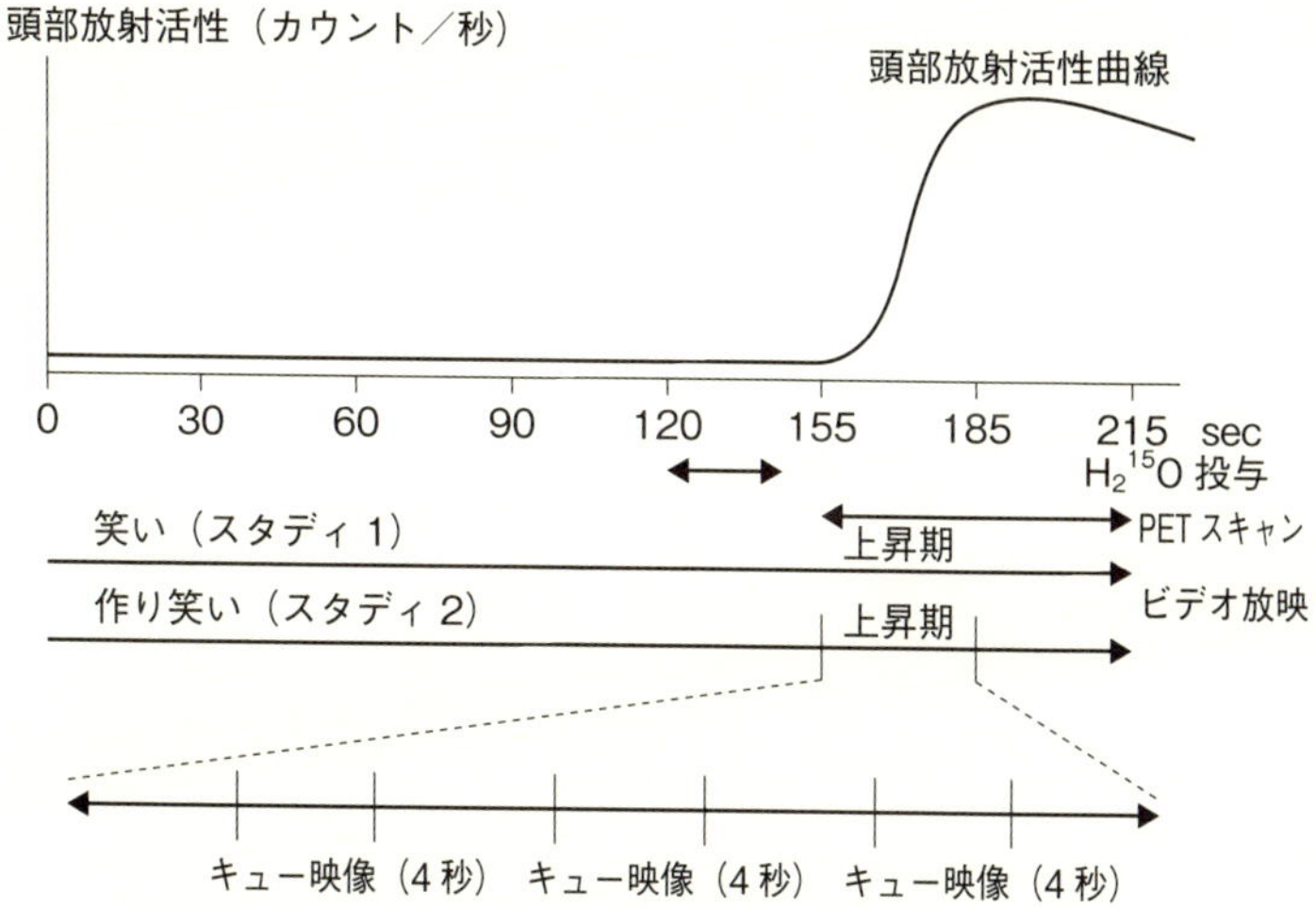

図 6-1　楽しい笑いと作り笑いのＰＥＴスタディのプロトコル

り落ちだけ見せられて笑える人間はいない。図6-1に示したビデオと $H_2{}^{15}O$ 投与とＰＥＴスキャンのタイミングを解説すると以下のようになる。まずビデオクリップ全体の長さを２１５秒に決め、ビデオの放映開始から2分の時点で $H_2{}^{15}O$ を被験者の静脈内に投与する。それから約35秒後に $H_2{}^{15}O$ が脳に到達し始めたときに、まさにビデオの最も可笑しいシーンが放映され、（願わくば）被験者が爆笑するという手順になっているのである。$H_2{}^{15}O$ が脳に達し始めてから約30秒後には脳の放射活性がピークを迎えるため、この30秒間の笑いによる脳の活動のみが測定されることになる。

このほかに苦労した点として、笑いによる顔面の運動により頭部が動くおそれがあるため、フェースマスクを用いて頭部を厳重に固定した。笑いの量は筋電図を用いて測定したが、笑いと最も関係が深いとされる左右の大頬骨筋を測定した。頭部での放射活性が上昇している期間の笑いの量を大頬骨筋筋電図により定量し、各個人内でその大小を正規化した（Iwase et al. 1999）。これは筋肉の量には個人差があるため、それを補正するためである。この正規化した値を便宜上ＥＭＧスコアと名づけ、ＳＰＭ99というソフトウェアを用いて解析した。また各ビデオクリップに対してどのような感情を抱いたかを知るために、快、悲しさ、嫌悪感の情動体験を各スキャン直後に10点満点で被験者に自己評価させた。ＳＰＭ99により局所脳血流とＥＭＧスコアとの相関関係をボクセル（voxel）ごとに統計学的に検定した。ＰＥＴでは脳血流を数ミリ角程度の空間分解能で測定可能であるが、この数ミリ角の直方体のことをボクセルという。脳全体には数十万以上のボクセルが敷き詰められていることになり、各々のボクセルは精密な解剖学的な位置情報と脳血流の情報とを有している。ＳＰＭ99などの解析ソフトウェアではこのボクセルごとの血流データをさまざまな条件間（この研究の場合、笑いと作り笑い）で比較したり、笑いの量などの変数との相関を計算したりなどの統計処理を行うことで、笑いと作り笑いに関連の深い脳領域を探り出すことができる。

作り笑いのPETスタディ

楽しい笑いのPETスタディには12名の健常被験者にご協力いただいたが、そのうち6名の方には、半年後に行われた作り笑いのPETスタディにも参加していただいた。男性3名、女性3名、年齢30～45歳。無声の特に可笑しさを誘発しないビデオを見ている最中に、顔面の随意運動（作り笑い）を被験者に行わせ、その間の局所脳血流を $H_2^{15}O$－PETにより測定した。1人の被験者あたり8回スキャンを行い、スキャンごとに異なるビデオを放映した。215秒のビデオクリップの最も重要となる上昇期（図6－1）に4秒間のキュー映像（車からからビーンが降りるシーン）が何度か現れるようにビデオを編集した。被験者にはこのキュー映像が現れている間、感情をこめずに作り笑いをするように依頼した。図6－1の上昇期の30秒間にキュー映像の現れる回数が0回、1回、2回、3回のビデオをそれぞれ2本ずつ、合計8本作った。これは笑いのPETスタディの時に、被験者は12本のコミックビデオすべてで同じように笑うわけではなく、中には全く笑わないビデオもあったりするなど、ビデオにより笑いの量がばらつくことがわかっていたため、笑いのPETスタディ時のEMGスコアと作り笑いのEMGスコアが同じくらいになるように、キュー映像の数を変化させるという工夫を行った。ビデオの視聴時間、頭部の固定、作り笑いの量の測定、各ビデオに対する情動体験の自己評価、SPM99による解析手順等は笑いの時と同様に行った。局所脳血流と作り笑いのEMGスコアとの相関関係をボクセルごとに統計学的に検定した。また6名の同一被験者において笑い時と作り笑い時のrCBF（regional cerebral blood flow: 局所脳血流）を比較し、相違の見られた脳領域を検索した。

楽しい笑い、作り笑いによる脳賦活部位

この研究ではSPM99という解析ソフトでボクセルごとの局所脳血流データの統計検定を行っている。通常の統計検定では5％を有意水準とすることが多いが、これはある事象が観察された際に、統計検定によってそれが偶然起こる可能性が5％未満と判定されたら、単に偶然起こったのではなく、そのようなまれな出来事が起こるには何か必然性があるはずだと推論するという意味である。そのような場合、ある変数とある変数の間に有意な差があるとか、有意な相関があると表現される。しかし、fMRIやPETのデータの場合、ボクセルの数は数十万個もあるため、有意水準を5％にしてしまうと、数十万の5％にあたる数千から数万のボクセルが、まったく偶然にある認知課題（この場合は笑いや作り笑い）と関係があると結論づけられてしまう。同じような統計検定を大量に繰り返す場合には、本当は関係がないのに関係があるという誤った結論（偽

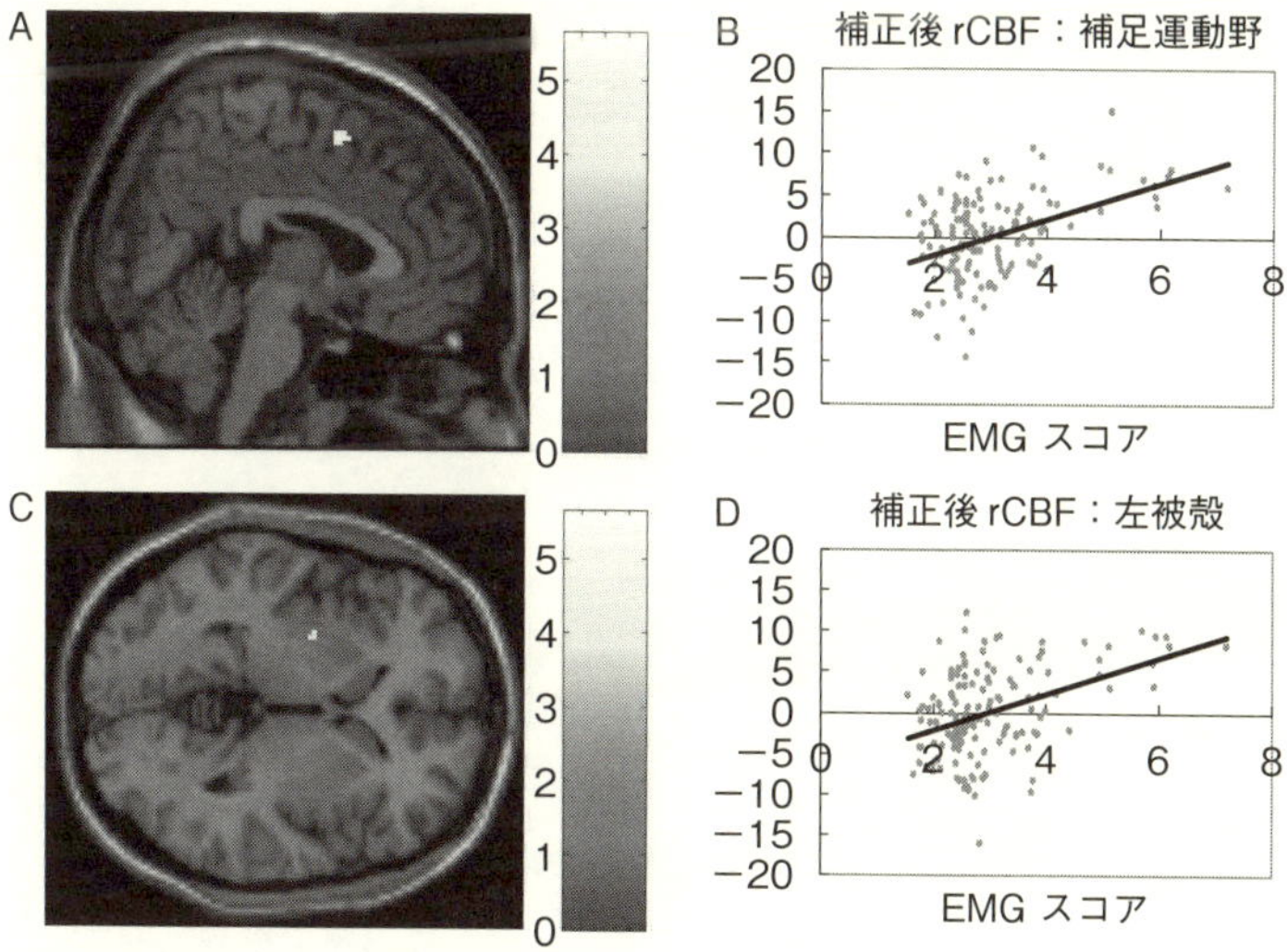

図 6-2　筋電図により測定された楽しい笑いの量（EMGスコア）と局所脳血流量（rCBF）に有意な相関の見られた脳部位（カラー口絵参照）

（A）補足運動野、（B）補足運動野における rCBF と EMG スコアとの相関、（C）左被殻、（D）左被殻における rCBF と EMG スコアとの相関。
楽しい笑いの場合には、一次運動野に相関が見られない点に注目。

陽性）に達しないため、有意水準を厳しくすることが通常行われる。このことを多重比較の補正という。ただし、有意水準を厳しくすればいいかというと、今度は、本当は関係があるのに関係ないという誤った結論（偽陰性）に達してしまう危険もある。現在のところ、統計検定における適切な有意水準は何かという問に対する明確な答えはない。各研究者が経験と知識に基づいてそのつど決めているというのが実状である。一般的な傾向として偽陽性の結果を報告する危険よりは、偽陰性でいくつかの重要な情報が失われたとし

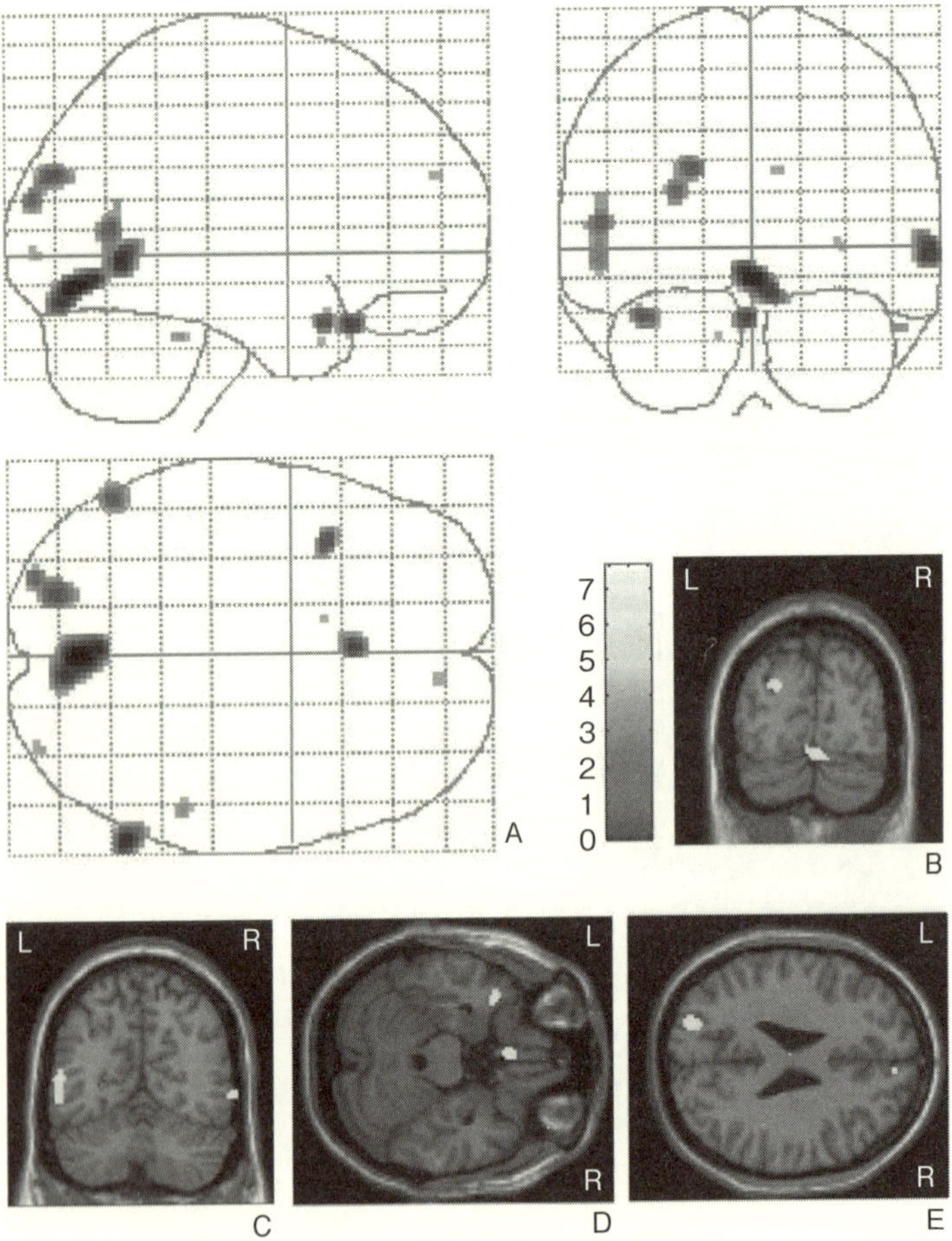

図 6-3　作り笑いと比較して、楽しい笑いで有意に賦活が見られた脳部位
（カラー口絵参照）

（A）賦活部位の glass brain image、（B）後頭葉皮質の賦活（18 野、19 野）、（C）側頭後頭葉皮質の賦活（37 野）、（D）左前部側頭葉（38 野）、左前頭眼窩野（11 野）の賦活、（E）右前頭前野（9 野）の賦活。

ても、確実に正しい結果のみを報告するほうがよいと考えられる傾向にある。ちなみにこの研究では、多重比較による検定で $p<0.05$ となるボクセルを統計学的に有意差あり、有意な相関ありと判断した。それよりもやや有意水準の低い、$P<0.001$, 多重比較の補正なしという有意水準を満たすボクセルを賦活傾向ありとした。

さて、そうした制約のもとわれわれのデータを解析してみたところ、楽しい笑いの際に、補足運動野と左被殻で笑いの量と局所脳血流に有意な相関が見られ（図6-2）、これらの脳部位が笑いの表情の生成に関連すると考えられた。

作り笑い時には局所脳血流とEMGスコアの間に補足運動野、両側の一次運動野などで相関傾向を認めた。笑いと作り笑いとの比較では、笑いにより後頭葉皮質（Brodmann's Area 18, 19; BA 18, 19）、両側後頭側頭葉皮質（BA 37）、左前部側頭葉皮質（BA 38）、左鉤（BA 26）、前頭眼窩野（BA 11）、内側前頭前野（BA 9）に賦活を認め（図6-3）、随意運動により左一次運動野顔面領域（BA 4）、補足運動野（BA 6）、楔前部《けつぜんぶ》（BA 7）、両側島皮質に賦活を認めた。

笑いの脳内メカニズムに関する考察

われわれは情動的な顔の表情の生成についてPETという脳機能イメージングの手法を用いて

研究した。本研究の特色は、単に笑いという情動を誘発しただけでなく、情動の表出行動である顔の表情を定量し、その神経基盤を明らかにしたことにある。この研究では、笑いの量と局所脳血流との間に、両側の補足運動野と左被殻において有意な相関が見られ、これらの脳部位と笑いの表情表出との関連が示された。補足運動野、被殻は淡蒼球、視床とともに前頭基底ループを形成しており（Alexander & Crutcher 1990）、笑いの表情がこれらの神経回路により生成されているとわれわれは考えている。この研究では淡蒼球、視床で笑いの表情と局所脳血流に有意な相関は見られなかったが、いくつかの損傷研究では、淡蒼球、視床の障害による情動的表情麻痺の報告があり（Hopf et al. 1992; Ross & Mathiesen 1998）、前頭基底ループと情動的な表情に強い関連があることが示されている。一次運動野の活動は笑いの表情とは関連が見られず、作り笑いと関連があることが示された。このことは楽しい笑いの表情は一次運動野に依存せずに生成されることを示している。一次運動野や錐体路（一次運動野から脳幹や脊髄に投射する神経線維の束）の障害は随意的な顔面運動の麻痺を起こすが情動的な表情は侵さないという損傷研究の報告（Hopf et al. 1992; Ross & Mathiesen 1998; Topper et al. 1996; Trepel et al. 1996）は、この結果と一致している。

笑いと作り笑いとの比較で、笑いによる賦活を後頭葉皮質（BA 18, 19）、両側後頭側頭葉皮質（BA 37）、左前部側頭葉皮質（BA 38）、左鉤（BA 26）、前頭眼窩野（BA 11）、内側前頭前野（BA 9）に認めた。これらの賦活のうち後頭葉皮質の賦活は、コミックビデオの視覚情報処理に関与していると考えられる。この研究では、作り笑い条件のときにも、同じコメディアンの出演するビデオから、可笑しさを誘発しないような場面を選び、被験者に放映しながら課題を行っているため、視覚刺激としてビデオを見るという点では同様の条件にしているにもかかわらず、コミックビデオ視聴時にはより後頭葉皮質の活動が高まっていることが示された。他の研究でも、情動的刺激は情動的に中性的な刺激に比べ、刺激モダリティに関連した感覚皮質を賦活することが知られており、本研究の結果と一致している。

両側後頭側頭葉皮質の賦活は、ユーモアを扱った研究でも賦活の報告がある。ゴエルとドーランのｆＭＲＩを用いた研究（Goel & Dolan 2001）では聴覚的なジョークを刺激として使用しているが同様の賦活が見られており、この部位がユーモアの理解と関連が深いことを報告している。彼らはこの部位がジョークやユーモアの理解に必要な認知的並置（cognitive juxtaposition）を担っていると考察している。その後のｆＭＲＩ研究でもユーモアの理解にこの部位が重要であるという報告がある（Moran et al. 2004）。

ここまでは、笑いにおける表出と認知について考察してきたが、笑いの主観的体験（愉悦感情）の脳内メカニズムはどのようになっているのであろうか。最近、主観的意識の神経科学的研究が注目を集めつつあるが、その研究は端緒についたばかりで、脳が主観的体験を生み出すメカニズムについてはまだまだ謎が多い。情動研究（特に恐怖の動物モデル）の大家であるルドゥーは主観的な情動体験については慎重な姿勢を崩さず、情動体験とはワーキングメモリ内に表象された情報がいかに意識されるかという過程であろう、と述べるにとどまっており、情動体験に重要な要素として、ワーキングメモリ内の情動的表象（大脳皮質）、扁桃体の活性化、覚醒システム（マイネルト基底核、中脳網様体賦活系など）の活性化、身体からのフィードバック、を挙げている（LeDoux 1996）。ワーキングメモリは大脳皮質の中でもとりわけ前頭葉の活動により実現されている。本研究では、笑いにより内側前頭前野と内側前頭眼窩野の2箇所に前頭葉の賦活が見られている。内側前頭前野は他の情動の活性化スタディでも情動の種類によらず賦活の見られる部位であり（Reiman 1997; Teasdale et al. 1999）、笑いの情動体験にも関与すると考えてよいであろう。また脳の中には快感に関係する報酬系と苦痛に関係する罰系と言われる神経システムがあるが、内側前頭眼窩野は報酬系の一部であると考えられており、この部位も笑いにおける快の情動体験と関連していると推測される。

扁桃体は情動とくに恐怖などの不快情動において重要な役割を果たしているが、笑いのような快の情動においてはどうであろうか。本研究では扁桃体には強い賦活は見られなかったが、統計解析における有意水準を下げた場合に賦活傾向が見られている。扁桃体が快の情動に関与するかどうかは、研究者間でも意見の分かれる点であるが、笑いに扁桃体が関与している可能性は本研究の結果からも十分に考えられた。

笑いと関連のある神経科学的知見には興味深いものがいくつか知られている。そのひとつに笑いてんかん（gelastic epilepsy）がある。笑いてんかんは大きく分けて前頭葉起源、側頭葉起源、視床下部起源（多くは過誤腫）のものがある（Arroyo et al. 1993; Gascon & Lombroso 1971; Loiseau et al. 1971)。一般に前頭葉起源の笑いてんかんは発作時に笑いの表情のみが誘発され、快の情動体験は伴わないことが多く、側頭葉起源の場合は情動体験、表情の両者を伴うことが多いと言われている。視床下部起源のものは発作開始時より意識消失がある場合もあり、両者の有無については不明な点が多い。笑いてんかんの知見がわれわれに教えてくれるのは、快の情動体験と笑いの表情の神経基盤が独立して存在すること、前頭葉が笑いの表情と関連し、側頭葉が快の情動体験と関連していることである。前頭葉起源の笑いてんかんの焦点は帯状回から補足運動野の近傍にあることが多く、われわれのPETスタディの結果とも一致している。

術前のてんかん患者脳の電気刺激により笑いが誘発されたという報告もいくつか知られている。紡錘状回、海馬傍回、補足運動野、前頭眼窩野、前部帯状回の電気刺激で快を伴う笑いが、淡蒼球の刺激で笑いの表情のみが誘発されたという報告がある（Arroyo et al. 1993; Fried et al. 1998; Sem-Jacobsen 1968）。これらは本研究の結果にかなり一致しているが、補足運動野や前部帯状回の刺激が快の情動体験を伴っている点は異なっている。補足運動野の電気刺激による笑いを報告したフリードらは補足運動野そのものが快の体験を担っているのではなく、補足運動野刺激により笑いの神経回路全体が活性化されたために快の体験も誘発されたのではないかと考察している（Fried et al. 1998）。このように笑いの回路の一部を刺激することで、回路全体が活性化されることを示唆する知見は、他にもある。苧阪らは健常被験者に笑いと関係の深いオノマトペ（「げらげら」、「にこにこ」など）を聞かせ、その際の脳活動をｆＭＲＩを用いて測定した（Osaka et al.

2003)。対照刺激としては、特に意味のない音声を聞かせた。被験者にはおのおのの音声に関連した視覚像をイメージするように教示した。すると、笑いに関連したオノマトペを聞いたときには、意味のない音声を聞いたときに比べて前運動野、補足運動野と外有線視覚野の反応が増大していた。この研究の興味深いところは、音声という聴覚刺激を用いているのに、聴覚とは別の運動や視覚を司る領域に賦活が見られている点である。苧阪らはさらに別の論文(Osaka & Osaka 2005)で同様にオノマトペを使用し、補足運動野、前部帯状回、前頭前野の他、脳内の報酬系である被殻、尾状核、側坐核の活動も捉えている。これらの結果は、被験者を直接笑わせるような刺激を与えていないにもかかわらず、これまで紹介してきた笑いと関連する脳部位が複数活性化されていることを示している。これは脳には笑いを生成する回路があらかじめ構築されており、その一部を刺激することで笑いを生成する回路が広く活性化されることを示唆しており、非常に興味深い(苧阪 2010)。

快情動を誘発するような刺激なしに突然、状況にそぐわない強い笑いの表情が誘発される病的笑いという病態が知られている(Sem-Jacobsen 1968)。病的笑いは主に皮質延髄路(錐体路の一部)の障害でみられ、脳幹にある笑いの表情の下位中枢の脱抑制によるものと考えられてきた。この古典的な病的笑いの病態仮説に対しては異論もある。パルヴィジらは病的笑いを起こす患者に詳細な神経科学的検討を行い、病的笑いが皮質-橋-小脳経路の障害により起こるとの仮説を提唱している(Parvizi et al. 2001)。病的笑いは脳内のセロトニン系とも関連が深いことが指摘さ

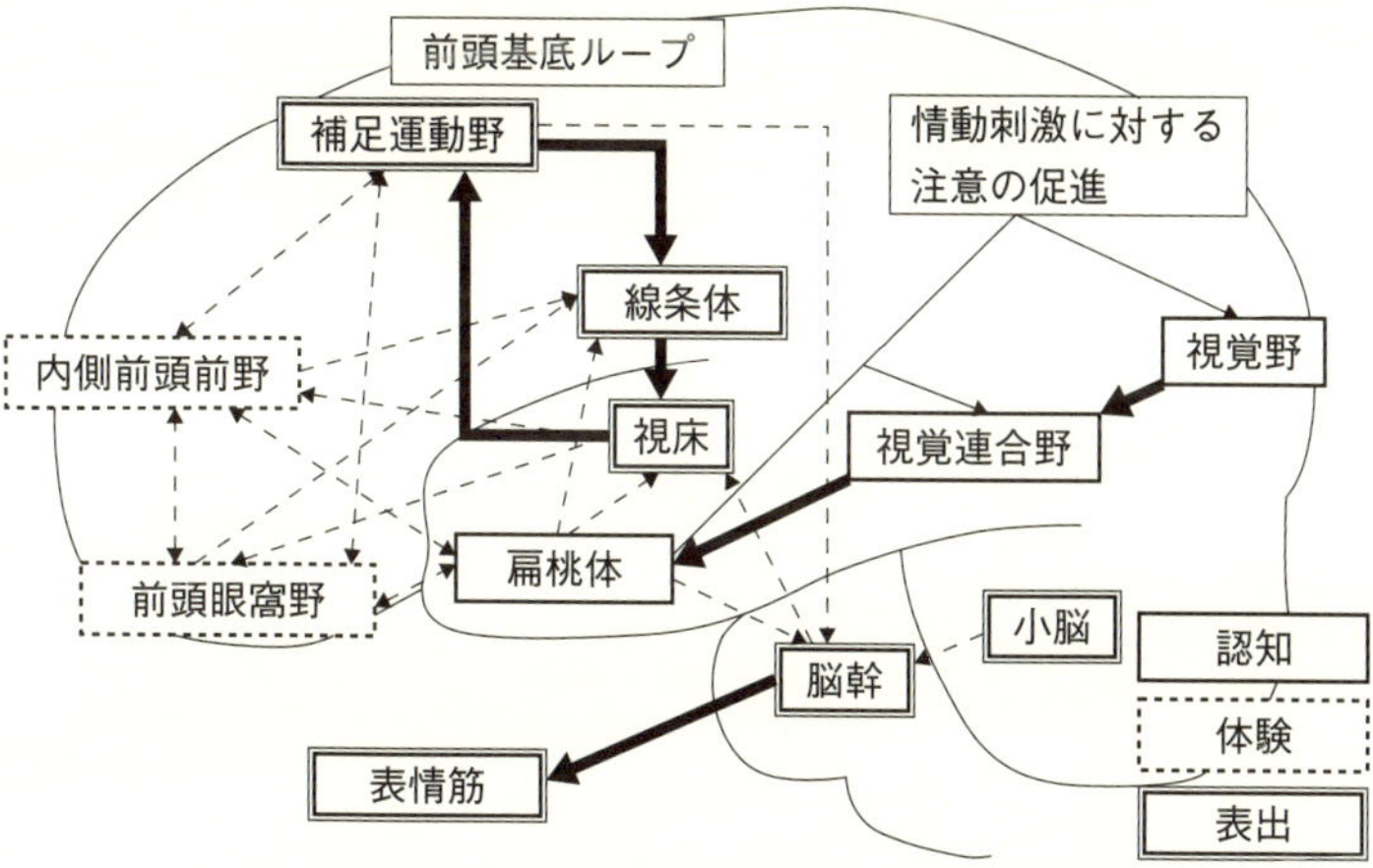

図6-4　楽しい笑いの視覚的情動情報処理過程の模式図

れている。抗うつ薬であるセロトニン選択的取り込み阻害剤（SSRI）は、病的笑いや感情失禁に効果があることが知られている。SSRIの抗うつ作用の発現には通常1週間以上を要するが、病的笑いに対する効果は投与後すぐに現れることが知られており、作用機序の違いが想定される。笑いに特有な快の体験は笑いが報酬系の活動であることを示唆するものであり、笑いは、認知、体験、表出という外来性の情報処理や行動レベルのシステムとそれらを調節するモノアミン系とが協働することで初めて実現される脳全体の統合的活動と捉えることができる。

この研究で得られた知見や笑いに関する神経科学的な研究報告を元に、笑いにおける視覚情動情報処理のメカニズムを模式的に表したものが図6-4である。コミックの視覚情報は腹側経路を通り最終的には扁桃体で情動的な判断が下される。ここまでが認知の過程である。扁桃体は情動的に重要な情報が来たと判断すると、視覚の初期過程をさらに活性化する。扁桃体の情動的な情報は前頭眼窩野、内側前頭前野に伝達され快の情動体験を生じる。これが体験の過程に相当すると思われる。笑いの表情は補足運動野、被殻を中心とした前頭基底ループで生成される。この回路で生成された笑いの表情表出の司令は脳幹の顔面神経核を経て表情筋に伝達され、笑顔が表出される。これが表出の過程になる。前頭基底ループは補足運動野のみならず内側前頭前野、前頭眼窩野も同様にループを形成している。また前頭葉の皮質には相互に神経結合が見られるし、図中には示されていないが後方の視覚連合野と前頭前野の間にも相互に神経結合は存在する。これらをすべて考慮するとなると、実際の笑いのメカニズムはもっと複雑なものであろう（本シリーズのように笑いを「社会脳」からとらえる立場もある（苧阪 2010））。

またこの図中には表示されていないが、笑いと関係が深いと目される脳部位は、まだいくつか存在する。その筆頭は側坐核であろう。側坐核は脳内報酬系を担う重要な部位であり、いくつかのｆＭＲＩ研究で賦活が報告されており、笑いにおける情動体験、すなわち愉悦感情との関係が想定される。また視床下部も笑いとの関係が想定される。それは視床下部は扁桃体と密接な神経連絡があること、自律神経、内分泌機能の中枢であること、脳内報酬系の一部であること、視床下部過誤腫が笑いてんかんの病因となること、ナルコレプシーという睡眠障害で、笑いの際に脱力が起こるカタプレキシーという症状が見られるが、ユーモラスな刺激に対して視床下部の活動が低下すること（Schwartz et al. 2008）などから視床下部が笑いと関係していることは疑いようがない。視床下部の機能から考えて、自律系の情動表出活動を担うことが予想されるが、情動体験とも関連が深い可能性がある。図中、小脳は情動表出との関連を想定しているが、小脳梗塞で情動体験が減弱するという報告（Turner et al. 2007）もあり、情動体験との関連も否定はできないかもしれない。小脳は近年、単なる運動調節器官ではなく、認知機能も担うことが想定されており、新たな発見が期待される。

今回の研究により認知、体験、表出の過程に対応する脳部位の候補がかなりの部分、明らかにされたといえるが、これらがどのように相互に情報を交換しているか、これらの部位の活動にモノアミン系がどのように関与しているかに関してはまだまだ不明な点が多く、今後の課題である。

ユーモアの受け取り方は性格や性別により異なっている

笑いやユーモアが奥深くかつ不思議なのは、個人差が大きいことにある。ある人にとって可笑しい冗談やユーモアが、他の人に必ずしも受けるとは限らない。また下品な下ネタは男性には受けても、たいていの女性は引いてしまうだろう。このような個人差や性別の観点からユーモアに対する脳の反応を調べた研究がいくつか知られている。

アジムらはユーモラスな挿絵を被験者に見せ、ｆＭＲＩで脳の賦活を調べた（Azim et al.

2005)。挿絵により賦活された場所は男女ともによく似ており、主に前頭前野と側坐核（報酬系の一部で快の感情と関係が深いといわれている）という場所であった。その際、男女で脳の賦活の程度を比較すると、女性の方が賦活が大きいという結果であった。コーンらはやはりユーモラスな挿絵を見せて、ｆＭＲＩによる測定を行う研究を行ったが（Kohn et al. 2011）、女性では扁桃体、島、前部帯状回が賦活し、男性ではこれらの部位に加え、背外側前頭前野の活動が見られたという結果であった。これらの限られた研究から安直な結論を導き出すことは避けなければならないが、ユーモアに対する脳の反応は基本的には男女で共通であるが、はっきりとした性差を示す部分もあることを示しており興味深い。

モブスらはユーモラスな挿絵による脳の反応と、被験者の性格傾向を調べた（Mobbs et al. 2005）。すると外向的な性格傾向を持つ人ほど前頭眼窩野、腹外側前頭前野、両側側頭葉皮質の賦活が広範であり、内向的な性格傾向の人ほど扁桃体の活動が広範に見られることがわかった。また感情的に安定している人ほど、前頭眼窩野、腹外側前頭前野、側坐核の賦活が広範に見られることがわかった。ラップらは挿絵を用いて、ユーモアに対する脳の反応と被験者のユーモアセンスとの関係を調べた（Rapp et al. 2008）。この研究ではユーモアのセンスは質問紙を用いて評価している。結果は、ユーモアセンスの高い人は右の下頭頂小葉という部位の賦活が強く見られたが、感情と関係の深い辺縁系の活動とは関連が見られないというものであった。

ゴエルとドーランは、いわゆるブラックユーモアに対して気分を害する人とそうでない人に分けて、脳の反応を調べるという研究を行った（Goel & Dolan 2007）。たとえば「Baby sitting」というタイトルが表示された後に、ベッドで寝ている赤ん坊の上にお尻を乗せて女性が座っている絵が表示される、といった具合にブラックユーモアに満ちた挿絵が被験者に次々に提示された。この研究ではユーモアの可笑しさが強いほど腹内側前頭眼窩野の活動は上昇しており、ユーモアが社会的規範をより逸脱していると判断されるほど海馬の活動が上昇していた。ブラックユーモアに対してより気分を害した人では、海馬の活動が上昇し、腹内側前頭眼窩野の活動が低下していた。つまりユーモアが社会的規範を逸脱していると判断されればユーモアに対する可笑しさは感じられず、文脈的な行動と記憶を担う海馬の活動が上昇する一方で、ユーモアの可笑しさと関連する腹内側前頭眼窩野は反対に活動が低下するのではないかと考察されている。

このように、ｆＭＲＩをはじめとする脳機能測定法が、ユーモアに対する反応性の性差や個人差さえも明瞭に描き出すことに成功しており、まさに驚嘆するほかないと言えよう。

ユーモアを理解するのは右脳？　それとも左脳？

古典的な話ではあるが、脳を大きく左脳と右脳に分け、左脳は言語を、右脳は感情を司るという考え方がある。これはあまりに素朴な考え方で、そのまま信じている脳科学者は現在ではいないと思われるが、左脳と右脳の機能にある程度の差があることは、皆が認めるところである。それでは感情の一種であるユーモアの理解に右脳が重要な役割を果たしているのであろうか。

シャミとスタスは脳損傷を持つ被験者に、ユーモラスなストーリーの理解、言語的なジョークの落ちを選択させる課題、ユーモラスな挿絵の理解という3種類のユーモア理解のテストを行った（Shammi & Stuss 1999）。これはたとえば言葉の理解に問題のある人は、ユーモラスなストーリーの理解やジョークの落ちを理解することはできなくても、ユーモラスな挿絵の理解はできる一方で、視覚認知に問題のある人は、ユーモラスな挿絵の意味はわからなくても、言葉によるユーモアは理解できるために、いろいろなユーモアの伝え方をして、いずれにも困難を示す被験者だけを選び出す工夫が必要になってくるからである。この研究では、右前頭葉に損傷を持つ被験者がすべてのユーモアテストの成績が悪いという結果であり、ユーモア理解に右の前頭葉が重要な役割を持つことが示された。

ヒースとブロンダー（Heath & Blonder 2005）は同様に脳損傷患者において、より日常的な状況におけるユーモアへの反応や自身のユーモアを含む発言の量およびユーモアに対する態度を調べた。するとユーモアへの反応や量は左半球損傷患者と右半球損傷患者とで差は見られないが、ユーモアに対する態度を質問紙で調べたところ、右半球患者の方がユーモアに対する態度が病後変化していたというものであった。しかしこの研究では被験者数が少数で、同じ半球の損傷のうちでも前頭葉損傷とそれ以外の部位の損傷を区別していないところが難点である。

クールソンとウィリアムズは脳波の誘発電位を用いて、半球間でのユーモア理解の差を検討した（Coulson & Williams 2005）。この研究では、ジョークの落ちとなる部分を空欄にしておき、最後の単語でジョークになったり、普通の文章になったりという文を多数準備しておく。最後の単語が提示された直後の脳波を記録し、ジョークで終わった時と普通の文で終わった時の脳波をそれぞれ加算平均し、二つの条件の比較をする。このような手順が必要なのは、課題に関連した脳の活動は、脳波中には非常に微弱にしか現れないため、同じような条件の測定を多数繰り返して加算平均する必要があるからである。この研究では左半球（右視野）に提示した時に、ジョークで終わる場合のみに見られる波形がP３、Ｐ４の電極（左右頭頂部付近）に現れ、右半球に提示した場合には、ジョークと普通の文章で差がなかったというものであった。この結果を論文の著者らは右半球の方がジョークの処理に余分な処理を必要とせず、右半球がジョークの理解を促進していると解釈している。

クールソンとセヴェレンズはその後、再び誘発電位を用いた研究を行った（Coulson & Severens 2007）。ジョークを提示した後にキーワードを提示するというものだが、キーワードはジョークと関連が深いもの、ある程度関連のあるもの、まったく関係のないものがあり、そのキーワードがジョークと関連が深いかどうかを被験者に判断させて誘発電位を記録した。その結果、左半球にキーワードを提示した場合には、ジョークとの関係の深さにかかわらず波形は類似していたが、右半球に提示した場合には、キーワードのジョークとの関係の深さに応じて波形が変化していた。この結果を論文の著者らは、ジョークの理解における左半球の優位性を示していると解釈しており、先の研究とは結果が異なると結んでいる。

fMRIなどを用いたユーモア理解の研究においては、明瞭な左右差が現れることは少なく、左右差が検討されることはあまりなかった。損傷研究の結果はユーモア理解における右前頭葉の重要さを示しているが、必ずしも追試が十分とはいいがたい。また誘発電位による研究は実験手順の複雑さ、波形の解釈に困難があり、まだまだ確定的な結論にはほど遠い。これまでのところ、ユーモアの理解には左右半球で役割に差があり、右半球が重要な役割を担っていると言えそうだが、結論はまだ先のことになりそうである。

笑いとユーモアの神経科学の今後の展望

今回は紹介しきれなかったが、病的笑いや笑いてんかんについての症例報告は数多く報告され続けており、笑いとユーモアに関する神経科学的な知見は着実に増加している。また、笑いはヒトと霊長類に特徴的ではなく、ラットにも笑いに等価な快情動の表出行動（chirping）があり、笑いをもっと広く考えるべきと主張する研究者もある（Panksepp & Burgdorf 2003）。今後の課題として笑いにおける両半球の役割、ユーモア理解における個人差、ユーモアの違い（視覚と聴覚・言語など刺激処理モダリティの違いや、だじゃれか、ナンセンスギャクか、あるいはもっと複雑な文脈をもつものかなど）による脳内回路の差異、情動体験の神経機構、笑いの系統発生などが明らかにされ、笑いとユーモアの脳内機構の全貌が顕になることが期待される。

謝辞　本章を終えるにあたり、笑いの精神生理学について長年研究指導をいただいている関西福祉科学大学前学長の志水彰先生、笑いのＰＥＴスタディの計画、遂行、成果の公表に関して多大なるご指導をいただいた浜松医療センター・先端医療技術センターの尾内康臣先生（現浜松医科大学分子イメージング先端研究センター教授）、延澤秀二先生、菅野敏彦先生、（株）浜松ホトニクス・中央研究所の岡田裕之先生、吉川悦次先生、二ツ橋昌美先生、塚田秀夫先生、大阪市立大学大学院・医学研究科・システム神経科学の渡辺恭良教授（現理化学研究所分子イメージング科学研究センター長）、関西福祉科学大学・健康福祉学部の倉恒弘彦教授、大阪大学大学院・医学系研究科・精神医学教室の武田雅俊教授の各先生方に深謝いたします。

7　快感脳・暴力脳・社会
――ブレインマシンインターフェースの余白に

美馬達哉

はじめに

ブレインマシンインターフェース（ＢＭＩ：Brain Machine Interface）――すなわち人間の脳と機器を直結して通信し、機器を直接操作したり、脳に直接情報を入力したりする技術――の研究や開発に関わっていると、必ず「人間をリモートコントロールで自由に支配できるのですか？」という疑問をぶつけられる。あるときは冗談交じりに、またあるときは不安げに。

たとえば、ＢＭＩ実用化の一つとして、電気刺激を脳内に与えることで脳活動を調節して神経難病の治療に役立てる脳深部刺激療法（ＤＢＳ：Deep Brain Stimulation）がある。個々の患者さんの病状にもよるが、パーキンソン病によるふるえや歩行困難の症状は、ペースメーカのように身体に埋め込まれた装置のスイッチを入れることで、誰の目にも明らかなほど改善する。その劇的な効果を見れば、医療機器として開発された技術がもし悪用されたら人間がリモートコントロールされるのではないか、と心配するのも当然だ。

しかし、少なくともいまのところ脳の機能と心や意思との関係は、一つ一つの思考内容や行為の精密なコントロールを可能とするほどには解明されていない。さきほど例に挙げたパーキンソン病の場合でも、脳内のある場所でドパミンという物質が減少しているために症状が引き起こされていることは確実にわかっている。だが、なぜドパミンを作り出す神経細胞が減ってしまうのか、どういう脳内の神経経路の異常によってパーキンソン病の症状が現れるかなどは謎に包まれている。病因に立ち戻って考えれば、パーキンソン病はそもそも脳内の電気不足を原因とする病気ではない以上、DBSはある種の間接的な方法による治療でしかあり得ない。DBSの治療的有効性は、さまざまな脳部位に電気刺激などを行うなかで経験的に確かめられただけで、どういう生物学的作用があるのかについて論争が続いている。

その意味では、人間を正確に操作して、奴隷のように働かせたり、犯罪に荷担させたり、特定の思想を信じさせたりすることは技術的に不可能だ。それにもかかわらず、BMIが人間をリモートトコントロールする技術となってしまうことへの懸念が語られるには、いくつかの理由がある。

一つは、米国で発展したBMI研究の研究資金の多くが、米国の国防高等研究計画局（DARPA）に由来していたことだ（モレノ／久保田監訳 2008）。軍関係の予算から研究費を支出された研究が、ただちに殺人や兵器開発のための技術に結びつくわけではない。だが、そこには、軍事目的での科学研究をどのように考えるかという倫理的問題が含まれている[1]。たとえば、神経科学領域の研究でいえば、リハビリテーションに役立つはずの脳可塑性の研究や精神疾患の治療に役立つはずの精神薬理学の研究が、米国中央情報局（CIA）の研究資金援助で行われ、冷戦期には効率的な洗脳手法や尋問用の自白剤の開発目的に使われた例が知られている[2]（McCoy 2006）。

こうした現状を踏まえて、ロボットやBMI研究で知られる国際電気通信基礎技術研究所（ATR）の川人光男らは、研究開発者の守るべきBMIの倫理4原則として、次のようなものを提案している（川人 2010）。

1　戦争や犯罪にBMIを利用してはならない
2　何人も本人の意志に反してBMI技術で心を読まれてはいけない
3　何人も本人の意志に反してBMI技術で心を制御されてはいけない
4　BMI技術は、その効用が危険とコストを上回り、それを使用者が確認するときのみ利用されるべきである

だが、BMIに対する懸念は、軍事目的への応用可能性という点だけから生じたものではない。治療目的の場合であっても、人間の脳に電極を埋め込んで電気刺激を与えて行動変容を引き起こす研究は、20世紀の半ばごろに、社会的・倫理的問題を引き起こした歴史をもっている。

ここでは、ニューオーリンズのチュレーン大学のロバート・ヒースによって1950年代に行われた快感脳の研究と、ボストンのヴァーノン・マークとフランク・アーヴィンによって1960年代に行われた暴力脳の研究を紹介し、そこに含まれる諸問題を考えることにしよう。それは、神経科学の臨床応用に内在する負の歴史であると同時に、こんにち社会脳と呼ばれる領域とも密接に関連する分野、すなわち人間の気持ちや感情とその生物学的な基盤としての脳の関係を探ろうとする「情動脳」研究の臨床応用可能性という問題に深く関わっている。

辺縁系の神話と情動脳

快感や恐怖や不安のような人間の気持ちの状態をどうやって科学的に扱えばよいのか。この問いに答えるための道筋をつくったのは、心理学者ウィリアム・ジェームズだった。彼は1892年に出版された『心理学』のなかで、「泣くから悲しい」という有名な（あるいは悪名高い）説を開陳している（ジェームズ／今田寛訳 1993 下、p. 205）。心理的な感情が身体の反応を生み出すのではなく、身体反応から結果として感情が生み出されるということをもう少し詳しく説明して、ジェームズは次のように述べている。

…自然な考え方は、ある事実の心的知覚が情動と呼ばれる心的感動を喚起し、この心の状態が身体的表出を惹き起こすと考えることである。私の説はこれに反して、身体的変化は刺激を与える事実の知覚の直後に起こり、この変化の起こっているときのこれに対する感じがすなわち情動であるというものである。（ジェームズ／今田寛訳 1993 下、p. 204）

ジェームズ自身は、ある種の刺激に対する生物学的ないし身体的なプロセスとそれに対する意識的な感じ方を、両方とも「情動」と呼んでいるが、こんにちの情動研究での一般的な用語でいえば、（しばしば無意識的な）生物学的過程を情動（emotion）、それを意識化した感じ方を感情（affect）と分けることが多い。ジェームズが主張するように情動が感情を生み出すのか、それとも感情が情動を生み出すのか、あるいは情動と感情はある程度並行して生じているのか、そうした問題は現在でも完全には解決されていない。しかし、少なくとも、情動は重要な研究分野の一つであるという点については、神経科学者のほとんどが同意するだろう（たとえば、苧阪 2010）。

さて、この情動の問題を動物実験で研究する糸口となったのは、恒常性（ホメオスタシス）概念の提唱で知られる生理学者ウォルター・キャノンらの研究だ（Cannon 1929）。キャノンは、ネコの脳を表面から段階的に除去する実験を行った。そして、大脳皮質全体を取り除いたネコ（除皮質ネコ）でも、痛みを与えると、うずくまり背中を反らせて、毛を逆立て、爪を立ててうなったり、かみつこうとしたりすることを発見した。しかし、こうした「怒り」のような身体的反応は、その内側にある脳の部位である視床下部までも除去すると、消え去ってしまったという。この実験からキャノンは、除皮質ネコは、大脳皮質をもっていないので感情を意識することはできないが、身体的反応としての情動の表現はできると考え、この現象を「仮性の怒り（sham rage）」と呼んだ。

その後１９３７年に、神経解剖学者のジェームズ・パペッツは、視床下部だけでなく、海馬、視床前部、帯状回なども含む神経回路[3]（辺縁系）が情動において重要であるという理論を唱えた（Papez 1937）。この説（パペッツ回路）を、進化論的な文脈のなかで解釈して、人々の脳に関する考え方に後々まで続く大きな影響を与えたのが、ポール・マクリーンによる三位一体脳モデル（基底核・辺縁系・大脳皮質）である （MacLean 1990／法橋登訳 1994）。彼によれば、人間の脳は、前言語的で定型的な行動をつかさどり、は虫類から受け継いだ「反射脳」（基底核に相当する）、内臓のコントロールや情動に関連し、旧ほ乳類とも共通する「情動脳」（辺縁系）、理性や思考と関係し、新ほ乳類で大きく進化した「理性脳」（大脳皮質）の三つに分けられるという。

ただし、こんにちでは、マクリーンの壮大な説はもちろんパペッツの回路についても、ある種の「神話」ではないかとも批判されている。その急先鋒は、情動研究の第一人者であるジョセフ・ルドゥーだろう。彼は次のように繰り返し述べている。

残念ながらさまざまの理由から、辺縁系がエモーショナル・ブレインを構成するという考え方は受

け入れられていない。（LeDoux 1996／松本・川村訳 2003, p. 121）

辺縁系はいまだに（神経科学と大衆文化の両面で）脳がいかにして情動をつくるかについての説明として優勢を保っているが、それは情動脳の理論としては欠陥が多く不適切である。（LeDoux 2002／森監修、谷垣訳 2004, p. 313）

そもそも、中枢神経系はあまりに複雑にしかも密接に相互作用し合っているので、そこから特定の回路だけを取り出すのは抽象的すぎる考え方である。また、辺縁系（その概念が有用かどうかにも議論があるが）は情動や内臓機能だけに関わるわけではないことが知られているし、大脳皮質と情動の密接な関係も解明されつつあるからだ。つまり、情動脳とは、部位による程度の差はあっても、結局のところ脳全体に外ならないのである。

そうした難点にもかかわらず、１９５０年代、ある特定の脳部位ないし神経回路が情動の中枢であるという考え方は、魅力的な仮説として多くの精神医学者を引きつけた（そもそも、ルドゥーが著書のなかで繰り返し批判していること自体、マクリーンの考え方がいかに広く受け入れられているかを逆説的に示している）。なかでもとくに注目されたのは、脳内の「報酬中枢」の存在という仮説であった。それは、現在でも、強化学習の脳内機構や脳内報酬系の研究、また依存症の解明に向けた研究などに大きな影響を与えている。

快感脳とその臨床応用

1954年、[4] マッギル大学のジェームズ・オールズとピーター・ミルナーは、ラットの脳に電極を植え込んで、そこに電気パルスを流す実験を行った（Olds & Milner 1954）。そして、ラットがレバーを押すと電気刺激されるようにすると、特定の部位の脳への電気刺激が餌や水と同様の報酬であるかのように、ラットは1分間に100回以上もレバーを押し続けたという。こうした自己刺激が生じる場所は、最初は大脳半球の内側にある中隔とされたが、その後の多くの追試から視床下部と考えられるようになった。だが、その後の研究の結果、視床下部刺激そのものではなく、近くを走る内側前脳束という神経線維連絡が刺激されたために、その線維が向かう腹側被蓋野（VTA）という部位でドパミン神経が活性化されることが究極の原因と考えられている（Mogenson 1980）。

この自己刺激が、報酬なのか、モティヴェーションなのか、学習の強化因子なのか、主観的な快楽なのか、についてはいまだ確定されていない。だが、当時、脳内の特別な部位として「快感脳」が存在して、その場所の電気刺激で快楽を引き起こすことができるというアイデアは、魅力的なものとされた。

「快感脳」を実際に臨床応用したのが、1950年以降に、ニューオーリンズのチュレーン大学神経精神科のR・ヒースによって行われた精神疾患患者への「中隔刺激」による治療である(Heath 1963)。こうした危ういまでに実験的な治療が行われた背景には、さまざまな要素がある。一つは、1960年代まで向精神薬による治療はほとんど実用化されておらず、ローマの精神科医ウゴ・ツェルレッティ(Cerletti 1940)によって1938年に統合失調症の治療法として開発された電気けいれん療法が高く評価されていた時代だったことだ。脳全体にけいれんを起こすほど強い電気を流すよりは、脳の特定の部位に電気パルスを与える方が優れた手法だと思われたのではないだろうか。また、1930~50年代に行われていた精神外科手術(ロボトミー)よりは、一時的に電極を挿入して脳を刺激する方が好ましいと考えられたという面もあるかもしれない。ここでは、まずは、その臨床実験の概要を紹介しよう(Valenstein 1973)。

ヒースは、統合失調症を、外界への関心が低下して、情動をうまく意識できなくなることが原因の精神疾患だと考えた[5]。そこで、当時は情動の中枢と考えられていた辺縁系のなかでも中隔の刺激を用いた臨床研究を行ったのだ。最初の19名の統合失調患者への治療の結果は成功として、1954年に報告されている。その後1970年代までには、合計するとおよそ100名の患者に手術が行われた。

当初は、こんにち使われている定位的脳神経外科の手術法(頭蓋骨を基準として脳の内部の空間座標を決めて、頭蓋骨に小さな穴を開け、電極を刺入する手法)が一般的でなかったため、手術では開頭法が使われた。つまり、頭蓋骨を開けて、大脳半球に切り込みを入れ、中隔の場所を肉眼で確認した上で、刺激電極を留置したのである。2名では、部分麻酔下での手術（覚醒下手術）が行われて、患者は術中で数回の中隔刺激を受けている。残りの17名では、電極を留置したまま傷口を閉じて、その電極から中隔刺激が行われた（13〜54時間後に電極は除去されている）。

ヒースらの報告によれば、この19名のうち、5名は著明な改善、8名は有意な改善、2名はやや改善、残りの4名は無効だったという。ただし、術後に4名はてんかん、6名は感染によって脳炎・髄膜炎を発症し、3名には手術による後遺症が残り、1名は急性心不全、2名は手術後の感染によって死亡したという。少なくとも、こんにちの基準で見る限り、手術による有害作用は明確で、かなり危険な手術と言ってもよいだろう。また、その有効性の有無についても、（1）第三者でなく施術者が治療効果を判定したことによるバイアス、（2）てんかん発作の有害な、または治療的な影響、（3）大脳半球に切れ込みを入れること自体の影響、（4）術中・術後に電極位置がずれた可能性、（5）手術によるプラシーボ効果、などを考えれば、かなり疑問である。

１９５２年からは定位的脳神経外科の手法が取り入れられて、手術の安全性は向上した。だが、それと同時に統合失調症への有効性は消失したという。そのため、ヒースらは、１９５５年末からは統合失調症への臨床応用を中止し、精神症状をもつてんかん患者や慢性痛患者などに対象患者を変更している。当初に（生命に関わるリスクがありながらも）見かけ上「有効」だった理由について、ヒースらは、さきに挙げた（3）つまり、開頭によって電極を挿入した際の脳への障害が精神外科のようになって精神症状に影響を与えたのではないかと推察している。また、同じ頃に抗精神病薬が開発されたこともあって、外科的手法による精神疾患治療は下火になっていった。

そうした時代背景のなかで、１９７２年、ヒースらは中隔刺激を用いて「同性愛」男性の「治療」を行い、大きなスキャンダルを引き起こした（Moan & Heath 1972）。それは、人間への「中隔刺激が常に快楽の反応を引き出し、多くの場合に性的興奮状態を伴う」（Moan & Heath 1972, p. 23）という研究成果を利用して、新しい行動を強化学習させる研究計画だった。

本研究の目的は、快感を生み出す中隔刺激によって新しい行動を発展させる（とくに同性愛男性に異性愛セクシュアリティを始めさせる）ことを容易にすることが可能かを解明することである。

(Moan & Heath 1972, p. 29)

対象となった患者Ｂ－19は、24歳の独身男性で、同性愛、自殺念慮、薬物使用歴があり、軍隊を辞めてからは定職につかず、精神病院への入退院を繰り返しつつ、同性愛での売買春で生活費を稼ぎながら放浪していたという。チューレーン大学病院での入院検査の結果、脳波異常を指摘されて、「側頭葉てんかん」[6]と診断され、中隔刺激治療の対象となった。

電極は、右中隔、右海馬、両側扁桃体、右前部視床下部、右後部視床、小脳半球に埋め込まれた。[7]電極埋め込み手術の４ヶ月後から、患者は、ボタンを押せば中隔が１秒間電気刺激される自己刺激装置を持たされ、中隔刺激による「同性愛」治療[8]が開始された。ボタン押しの結果が直接脳内に伝達されるこのシステムは、素朴な構造ではあるものの、まさにBMIである。

数回の短い刺激セッション（3～8分）の後、患者は、中隔刺激は覚醒剤と同じような気持ちよさだと報告したという。その後の自己刺激セッションは3時間以上の持続となり、「行動の上でも、また内省的にも、ほとんど圧倒されるほどの病的な多幸感と爽快感とを経験しているようであったために、本人がひどく抵抗したにもかかわらず、接続を切らねばならなかった」（Moan & Heath 1972, p. 27）という。刺激中のヒースと患者の対話は次のように、かなりグロテスクなものだ（Koch 1974／宇野・堀訳 1980）。

ヒース　このボタンを押すとどんな感じがしますか？
患　者　とてもいい気持ちです…誰でも気に入るような。
…
ヒース　では自分で刺激していれば、本当にいい気持ちなのですね？
患　者　はい。
ヒース　オルガスムスに近いこの感じはどれくらい続きますか？
患　者　そんなに長くは…。
ヒース　いま、自分でこのボタンを押してみたいと思いますか？

患　者　もちろんですが、何度も何度も繰り返すようにならないか心配です。

長時間の自己刺激を行った直後に数日間刺激なしの日々が続くと、患者は（未経験と本人が自己申告する）女性との異性愛的な性行為を望むようになった。そして、病院が用意した特別室で、電極に延長ケーブルをつけられて皮質脳波記録（Heath 1972）をされつつ、21歳の「売春婦」との性行為を行って射精に至ったという（原論文には、より精細な描写がある）。退院した患者B－19は、11ヶ月後の時点で外来通院中であり、さまざまなパートタイムの仕事につきながら、既婚女性との性行為を定期的に行い、お金が必要だった2回だけ同性愛行為を行ったという。

成功例とはされているが、患者B－19の退院後の報告を読む限りでは、中隔刺激が行動変容を引き起こしたのか、たんに精神科入院や電極付きの生活や異性愛の強制にうんざりして、医師たちに話を合わせるようにしただけなのかは定かではない。また、同性愛が法的処罰の対象となったり道徳的に非難されたりしていた時代に、本当は同性愛を好んでいないが金銭目的での同性愛行為での売買春をしていただけだという主張は、同性愛への志向を隠すための言い訳としてありふれたものだ。

なお、こんにちでは、同性愛はライフスタイルの一種と考えられており、同性愛を精神疾患として治療するという価値観そのものが、精神医学において否定されていることはいうまでもない。

ヒースらの実験に対する批判は、この同性愛「治療」以降に激しさを増した。その理由は、

（1）1960年代末から同性愛者に異性愛の規範を押しつけることは人権侵害と考えられるようになったこと、（2）同じ頃から精神疾患に対する外科治療（精神外科）そのものへの批判が強まっていたこと、[9]（3）依存症のように際限のない自己刺激が生じる可能性は、人間の尊厳を傷つけると考えられたこと、などがあっただろう。

動物での自己刺激実験と患者B－19も含めたヒースによる実験結果から見れば、快感脳とまで呼べるかどうかは別にして、刺激によってある種の快感を生じる脳部位があることは確かなようだ。脳への化学的刺激として考えれば、依存性薬物の一種であるコカインは、脳内の報酬系を強力に刺激してドパミンの放出を促すことが知られている。もし自己刺激がコカインと同様の脳内作用をもつのだとすれば、電気刺激依存症を作り出しかねないことになる。そうした危険な試みにのめり込んでいたヒースらに比べれば、刺激実験中に「何度も何度も繰り返すようにならないか心配です」と述べた患者の方が、より理性的で倫理的であったと言えるだろう。

暴力脳とそのコントロール

20世紀の初頭に、キャノンらが精力的に行っていた除皮質ネコの実験では、痛み刺激に対して「仮性の怒り」とでも表現すべき情動反応が現れたことはすでに紹介した。こうした場合に出現する一種の攻撃性は、大脳皮質から視床下部への抑制が外れた（脱抑制）ために起きると考えられていた。もし、この説が正しいのだとすれば、視床下部の一部（怒りの中枢）への刺激によっても同様の情動反応を生じさせ得ることになるだろう。

それを実験的に証明したのは、視床下部による自律神経系の機能（呼吸や発汗や心拍数や瞳孔の大きさ）の調節を、ネコの視床下部への微小電極を用いた電気刺激によって研究していたチューリッヒ大学のウォルター・R・ヘスであった。彼の研究グループは、視床下部刺激で睡眠、過食、怒り、防衛反応などかなり複雑な行動も生じると主張した。

> しばしば、（引用者注：視床下部を）長時間刺激されたネコは、攻撃しようとし、はっきりと襲いかかってくる、つまりそばにいる観察者に飛びついてくるようになる。…こうした状態（引用者注：仮性の怒り）が刺激によって産み出されたならば、それを自然な怒りと区別することはできない。（Hess 1954）

怒りとそのコントロールという点で、重要視されたもう一つの動物実験は、１９３７年にハインリッヒ・クリューバーとポール・ビュシーによるものであった（Klüber & Bucy 1937; Nahm 1997）。彼らは、マカクザルの両側側頭葉を切除すると、性行動の亢進、視覚失認（目で見たものが何かわからなくなること）、口唇傾向（何でも口に入れたりなめようとしたりする）、攻撃性・活動性が低下しておとなしくなること、などの特定の行動パターンが生じることを発見した（「クリューバー・ビュシー症候群」）。たとえば、人間に慣れず暴れていたマカクザルが、手術後にはおとなしく人間の肩に乗って、人間の首の後ろに対して交尾しようとしたという事例などが報告されている。その後、両側の側頭葉全体でなく、その一部である両側扁桃体除去だけでも同様の結果が得られることが判明した。

これらの動物実験をもとに、いわゆる「辺縁系」のなかに含まれる視床下部や扁桃体に攻撃性の中枢（暴力脳）があるという仮説が作り出されたのである。

だが、神経科学者のエリオット・ヴァレンスタインは、こうした動物での行動実験の結果の報告にはあいまいな点も多く、むしろ「攻撃性の中枢が辺縁系にあるはずだ」という実験者の思い込みに合わせて、データが解釈されている側面もあることを指摘している（Valenstein 1973, pp. 86–114）。

たとえば、ヘスの視床下部刺激の実験を考えてみよう。血圧や心拍数のような身体的な自律神経機能が視床下部刺激によって影響されることは明らかだ。しかし、電気刺激が引き起こす行動については、その刺激の時点での動物の状態や、その動物の置かれた環境によって大きく異なる。ヴァレンスタインは、ラットの脳のまったく同じ部位を刺激していても、あるときは餌を食べようとし、別のときは水を飲もうとし、また異性が近くに存在した場合は交尾しようとした、という自分自身の実験を例として挙げている（Valenstein 1973, p. 88）。この場合は、たんにモティヴエーション一般や覚醒度合いを高めただけかもしれない、と解釈できるだろう。さらには、「電気刺激によって誘発される反応とは、おそらく、刺激電極直下による組織の性質によってではなく、そのラットの性格によって左右される」という意見まである(Panksepp 1971)。

両側扁桃体除去術に関する実験についても同じことがあてはまる(Valenstein 1973, pp. 131-143)。術後の動物は攻撃性を消失しておとなしいのではなく、視覚失認のために目の前にいる対象が理解できないだけだという解釈もあり得るからだ。たとえば、そうした手術を受けたラットは、攻撃性を示さないのと同時に恐怖心も失って、ネコの背中に登ったりするという(Blanchard & Blanchard 1972)。また、術後のサルを群れの中で観察すると、おとなしいというよりは、さまざまな社会的コミュニケーションができなくなっており(Rosvols et al. 1954)、他のサルたちとトラブルを起こして孤立し餓死することもあるという(Kling 1972)。

さて、暴力や攻撃性を対象とする脳神経外科的介入(扁桃体除去術)を最初に体系的なかたちで行ったのは、定位的脳神経外科の手術法の創始者の一人として世界的に名高い楢林博太郎である。彼は1963年、当初は側頭葉てんかんを対象としていた扁桃体除去術の適応を「臨床的には側頭葉てんかんの症状を示さないが、脳波異常と明らかな行動異常を示す患者」、さらには「臨床的にも電気生理学的にもてんかん症状を示さないが、精神薄弱や知能低下を示す行動障害の事例」にまで拡大して、よい結果(行動障害の改善、つまり、おとなしくなる)を得たと述べている(Narabayashi et al. 1963)。また、1970年には、インドのV・バラスブラマニアンは、過活動性と攻撃性に対して扁桃体除去術を行った115例を報告している（Balasubramaniam et al. 1970）。そのほかに、ヘスの行った視床下部刺激実験にヒントを得て、東京大学脳神経外科の佐野圭司は1960年代に、暴力性を示す患者を対象として、定位的に後内側視床下部を破壊する手術を行っている（「鎮静的脳手術」）（Sano 1962; 佐野 1963）。

これらの暴力脳への介入による攻撃性のコントロールをめぐる研究のなかで、たんなる外科手術ではなく、BMIによる電気刺激の側面にまではっきりと踏み込んでいたのは、ボストンの脳神経外科医マークと精神科医アーヴィンによって1960年代に行われた暴力傾向のある患者に対する両側扁桃体除去術に関連した臨床研究であった。

彼らは、その著書『暴力と脳』において、当時（も現在も）米国社会に蔓延していた暴力の問題を、社会や教育の問題ではなく、一部の個人の脳の異常の問題だと見る立場を次のように表明している。

> 行動の器官は脳である。つまり、暴力について議論することは、脳機能が行動へと表出されるときのやり方の一つについて論じることと同じだ。（Mark & Erwin 1970, p. 4）

彼らにとっての暴力とは外科手術によって解決できる暴力脳の問題であった。そして、手術の対象とされたのは、彼らのいう「ディスコントロール症候群」であり、次のように定義されている。

私たちは、こうした暴力的な人々は、次の四つの特徴があることを見いだした（すべてが同時に見られるわけではない）。（1）妻や子供に対する身体的暴行の履歴がある、（2）病的酩酊の症状がある（少量のアルコールをきっかけに無意味な暴力を振るう）、（3）衝動的な性的行動（性的暴行を含む）の履歴がある、（4）（自動車の運転ができる場合）交通違反を繰り返し、重大な交通事故を起こしている。これらの症状をまとめて「ディスコントロール症候群」と呼ぶことにする。

(Mark & Erwin 1970, p. 126)

こうした雑多な羅列を、一つの症候群と命名して精神疾患と見なすこと自体が、あまりにも単純な考え方であることは明らかだろう。それ以上に問題なのは、この症候群の定義を見る限り、脳になんらかのはっきりした器質的異常があることを示唆する所見はまったくないことだ。それにもかかわらず、彼らは「ディスコントロール症候群」に見られる突発的な攻撃性は、側頭葉てんかんと関連したものであって、両側扁桃体除去術が有効であると結論に飛びついてしまっている。

マークとアーヴィンによれば、辺縁系（とくに扁桃体）と暴力の関連性を最初に明確に示した症例は、34歳の落ち着いた印象を与える有能な技術者トーマスだったという[10]。彼は、20歳のときに胃潰瘍による出血でショック状態となり、3日間昏睡状態に陥った。その後に彼は、周囲の人々に対しての暴力的な怒りの発作を示すようになったという。とくに、その怒りは妄想的なまでに執拗に妻に向けられていた。ただし、その怒りは一過性で、一晩寝れば収まるのだった。精神科医からの紹介でボストン市立病院を受診したトーマスは入院精査を受け、一点凝視と口の運動で始まる側頭葉てんかんの発作を示したという。発作（ないし怒りの発作）に対して抗てんかん薬が無効であり、脳波異常が認められたため、定位脳神経外科的な手法によって針状の深部電極を脳内に留置されて、さらなる脳の精密検査を受けることになった。

その結果、左扁桃体の内側を電気刺激した場合には、歯痛や顔面痛が生じて、気分をたずねられると「自制を失ってしまいそうだ」と本人は述べたという（この表現は怒りと暴力の発作の際に彼がよく使った表現だったとされる）。いっぽう、外側を刺激した場合には、リラックスできて気持ちいい感覚が生じたという。このリラックスした状態は、刺激終了後も数時間から半日以上にわたって持続し、連日刺激を続けることで、3ヶ月にわたって、トーマスは怒り発作なしの状態で過ごすことができた。その後の経過は、次のように記されている。いくつか重要な倫理的問題を含んでいるので、少し長くなるがそのまま引用しよう。

しかし、これ（引用者注：扁桃体外側への電気刺激）を一生継続することは不可能だったので、私たちは彼に両側扁桃体の内側、つまり電気刺激によって顔面痛と怒りを引き起こした部位を破壊することを提案した。彼は、扁桃体外側の刺激を受けてリラックスした状態では同意した。しかし、12時間後に刺激の影響が消え去ると、トーマスは興奮して抑制不能となった。脳のどこかを破壊されることに我慢ならなくなったのだ。治療継続を断固として拒否した彼を説得して扁桃体内側の両側破壊術を受け入れさせるには、数週間が必要だった。術後4年を経過して、怒り発作は生じていない。しかし、意識混濁と思考障害を伴うてんかん発作をときに生じている。(Mark & Erwin 1970, pp. 96–97)

果たして、これは患者本人による「自由な」同意だったのであろうか。刺激を受けた状態での「同意」と何週間も説得された上での「同意」という記載を見る限り、何か釈然としない点がある。さらには、この「治療」の目的は、てんかん発作をコントロールするためだったのか、怒りをコントロールするためだったのか、も明らかではない(術後のてんかん発作は増悪しているように見える)。

その後、マークとアーヴィンは、神経科学者ホセ・デルガドによって提供されたスティモシーバ(電波を用いて遠隔で深部電極からの脳波記録と、そこからの脳刺激を行うことのできる装置)を用いて、別の患者(ジュリア)に遠隔操作で扁桃体電気刺激を与えて、激しい行動異常を伴う発作を誘発することに成功している[11](Mark & Erwin 1970, pp. 97–108; Delgado 1969)。こうした実験は、「人間のリモートコントロール」への不安をかき立てるものだった。

さて、トーマスの病状については、ステファン・コローバーがたんねんに調査しているとおり、別の証言がある（Chorover 1979）。彼は、優秀な技術者としてポラロイド社に勤務し、発作は薬剤でコントロールされて、人間関係面でも上司や同僚とは問題なかったという。入院の1年前から、結婚生活上の問題が生じて、彼は、妻の主治医であった精神科医の診察を受けるようになった。トーマスは、その精神科医を通じて、妻に対して妄想的な怒りの発作をもつ患者としてボストン市立病院に紹介されている。トーマスの入院中に、彼の妻は離婚を申し立て、成立してすぐにトーマスの「妄想」に登場する男性と再婚したという。もし、これらが事実だとすれば、彼の妻への怒りが脳由来の発作だったのかどうかには、かなり疑問があると言えるだろう。

術後のトーマスについても、マークとアーヴィンの報告はかなり不正確である可能性が高い。トーマスは退院後すぐに母親の住むカリフォルニアに移住している。それから1ヶ月も経たないうちに、「マサチューセッツ総合病院が、脳を電磁波で破壊して、以前に脳に植え込んだ電極で、彼をコントロールしようとしている」という妄想をもつ統合失調症として閉鎖病棟に入院させられ、以後も入退院を繰り返して社会復帰不可能な状態となったという証言があるからだ[12]。

手術に伴う有害作用の評価、客観的な病状や治療効果判定が行われていないこと、あるいは被験者の同意のあり方など、この事例での倫理的・科学的な問題点は数多い。それに加えて根本的にある問題は、怒りという主観的な感情や身体的情動とは異なり、攻撃性や暴力は個体間ないし社会における相互作用から生じるできごとである以上、暴力をその社会的文脈から切り離して

「暴力脳」として研究すること自体に無理があったのではないか、ということだ。

ロマンティックすぎるかもしれないが、最後に文学者ジャン・ジュネの一節を引用しよう。ジュネは、環境からの圧迫を跳ね返すエネルギーの現れとしての暴力を生命と同一視して擁護し、次のように語っている。

何であれ生命現象について、あるいはごく狭くとらえて生物学的現象でもよいが、それについて考えてみれば、暴力と生命がほぼ同義であることが理解できる。麦の粒が芽を出して凍てついた大地にひびを入れることも、雛鳥がくちばしで卵の殻を割ることも、女性の受胎も子供の誕生も、まがうかたなき暴力の発現である。だが、子供や女性や雛鳥や芽や麦粒を告訴する者など誰もいない。

(Genet 1991／鵜飼訳 2011, p. 309)

おわりに

快感脳の自己刺激による依存の危険性や人間の怒りや攻撃性を暴力脳の電気刺激によってコントロールする新規治療法というアイデアは、マイクル・クライトンの映画化もされた医療ＳＦ小説『ターミナル・マン』(Crichton 1972／浅倉訳 1993) に、ほぼそのままのかたちで使われている

（監督M・ホッジス『電子頭脳人間』1974）。主人公のハロルド・ベンスンは攻撃的な怒り発作を伴うてんかん患者であり（これは小説上の設定で、てんかん患者は一般的に暴力発作を起こすわけではない）、脳波異常を検知すると同時に電気刺激で発作を消去するBMIを脳内に埋め込まれる実験的治療を受ける。ふとした事故がきっかけで病院から脱走したベンスンは、自分でも気づかないうちに、発作を消去する電気刺激そのものに快を感じるようになり、脳波異常－電気刺激というサイクルを強化学習によって加速化させていく。サイクルが高速化するにつれて、電気刺激が暴力発作を止めるのにもはや間に合わなくなるリミットが近づいてくる。さて、ベンスンと彼を捜す医師たちの運命は？という内容だが、これ以上に小説の筋を明らかにするネタバレは、ここではやめておこう。

クライトンがフィクションのなかで活写している小説の設定は、いまもなお解決されないままに、神経科学の倫理のあり方や神経科学と社会との関係の問題として議論され続けている。脳内の報酬系を人工的に刺激することのリスクは脳神経倫理[13]（ニューロエシックス）でしばしば考察されている点であるし、暴力のような社会的な諸問題をどこまで個人の脳の仕組みの問題として理解できるかは、社会脳という問題設定の根幹に関わる。

とりあげた二つの事例は、40～50年前に一部の極端な考えをもった医師たちが起こした例外的なスキャンダルかもしれない。だが、ここで検討したとおり、快感脳を利用した治療や暴力脳への介入による治療という実験プロジェクトは、当時の神経科学研究としてはそれなりの科学的合理性をもっていたことを見逃してはならないだろう。

社会脳であれ、脳神経倫理であれ、決して忘れてはならないのは、それらに関わる臨床研究は、実験動物にされるためではなく生活上の不都合を解決してもらうために医師のもとを訪れた患者、すなわち生きている人間に対して行われたことだ。

「人間をリモートコントロールで自由に支配できるのですか?」

「脳は複雑すぎて自由に支配できそうにないかな。でも、過去には、それを追い求めた医師の失敗のおかげで、もとの病気に加えて脳の障害まで負わされた人々がいたんだよ。その歴史を忘れないことはとても大事だと思うな。過去の過ちを忘れる者は、同じ過ちを繰り返すというからね。」

注

[1] 科学技術の倫理学において軍民共有問題(dual use)と呼ばれる。

[2] N・クライン/幾島幸子、村上由美子訳 2011 の第1章にも詳しい紹介がある。

[3] 辺縁系という用語は、ポール・ブローカによるもので、大脳半球の外側面に対して、その縁にある半球内側面や底部やその内側の部分を意味していた。

[4] 同年にデルガドらは、恐怖のような忌避の反応をネコの脳内刺激によって引き起こすことに成功している(Delgado et al. 1954)。

[5] より詳しい理論的背景については、Baumeister 2000, pp. 264–265 を参照。
[6] こんにちの基準からすれば、この病歴から側頭葉てんかんという診断は考えられない。
[7] 多くの電極が埋め込まれた理由は定かでなく、治療だけではなく、なんらかの研究目的だったことが疑われる。
[8] 「側頭葉てんかん」についてどうなったかは、論文からは定かでない。
[9] 拙論文（美馬 2012）で、簡単にその歴史的経緯を論じた。
[10] Mark & Erwin 1970 の第7章に詳しい。
[11] デルガドは、牛の脳にスティモシーバを植え込み、電流を流すスイッチを入れることで、牛の突進を止めて身をかわす実験を、闘牛場で行ったパフォーマンスでよく知られている。
[12] 両側扁桃体除去術によっていわゆるクリューバー・ビュシー症候群のように、社会的コミュニケーションの困難な状態になった可能性が高い。トーマスの親族は、手術に対する損害賠償を求める訴訟を起こしている。
[13] 入門書として、美馬（2010）がある。

8　刑法における嫌悪感情の役割と社会脳
――リーガル・モラリズムと嫌悪感情

原　塑

はじめに

法の専門家ではない一般人の刑事事件に対する意見や感情をどのように法的判断に取り入れればよいのだろうか。刑事裁判で下される判決は、十分な根拠づけがなされた原理によって支えられ、類似した事件に対して下されてきた判決との整合性が確認されている必要がある。ここで必要となる法の原理原則や過去の判例に対する知識は、司法の専門知である。したがって、事件を法的観点から評価し、判決を下す過程に主体的に関わるのは、司法に関する専門知をもつ裁判官、検察官、弁護士に限られるべきだとさしあたり言うことができる。とはいえ、司法の専門知は難解で一般人には理解しがたく、また裁判が司法の専門家だけによって進められてしまうと、一般人が裁判制度に関わり、関心をもつ機会は限られることになる。[1] また、法的判断がもっぱら専門家によってのみ下されてしまうと、その判断が国民感情から大きく乖離してしまう。

２００９年に導入された裁判員制度では、有権者の中から抽選によって裁判員を選び出し、殺人や傷害致死など重大な犯罪に対する裁判に直接関与させている。裁判員は公判に立ち会い、裁判官とともに評議を行い、有罪か無罪か、および有罪の場合にはさらにどの程度の量刑が適切かを決定する。裁判員制度導入のきっかけを作った司法制度改革審議会の司法制度改革審議会意見書は、刑事裁判への国民参加が必要とされた理由を以下のように説明する。

> 訴訟手続は司法の中核をなすものであり、訴訟手続への一般の国民の参加は、司法の国民的基盤を確立するための方策として、とりわけ重要な意義を有する。すなわち、一般の国民が、裁判の過程に参加し、裁判内容に国民の健全な社会常識がより反映されるようになることによって、国民の司法に対する理解・支持が深まり、司法はより強固な国民的基盤を得ることができるようになる。
>
> (司法制度改革審議会 2001)

ここで指摘されているのは、国民の常識的な道徳意識が裁判に反映される必要があるという認識である。

ところで、「国民の健全な社会常識」とは一体何を意味しているのだろうか。また、それは、司法的判断の根拠として信頼が置けるものだろうか。このことを考察しておくことは、司法への市民参加の意義やその重要性を理解する上で不可欠である。

そこで本稿では、英国の判事であったパトリック・デヴリンが提唱したリーガル・モラリズムという法哲学上の立場を取り上げ、その妥当性を検討する。リーガル・モラリズムによれば、法的判断は、法の専門知ではなく、社会を構成する良識ある一般人の道徳意識に基づくべきであり、ある犯罪に対して良識ある一般人がいだく嫌悪感情がその犯罪の重大性を評価する指標となる。このような考えは、1950年代末のイギリスで生じた男性同性愛や売春の法的扱いに関する論争をきっかけとして提唱された。本稿前半では、まず、リーガル・モラリズムという立場が作られた社会的背景を確認し、続けてリーガル・モラリズムの妥当性に関する現代の法哲学上の論争を概観する。本稿後半では、嫌悪感情に関する最近の心理学・脳神経科学研究の成果を紹介し、それに基づいてリーガル・モラリズムの妥当性を検討する。

論争の始まり——ウォルフェンデン報告書について

1957年英国で、同性愛犯および売春に関する委員会が報告書を公刊した（Wolfenden et al. 1963）。委員会の座長であるJ・ウォルフェンデンの名にちなんで、ウォルフェンデン報告書と呼ばれるこの書類は、同性愛行為を刑法罰の対象から外すことを提言しており、英国における男性同性愛者の社会的地位向上の発端となった重要な文書である。リーガル・モラリズムという法哲学上の立場は、ウォルフェンデン報告書が引き起こした論争において、報告書の立論へ反対する趣旨でデヴリンが定式化した。したがって、まずはウォルフェンデン報告書の内容を簡単に見ておこう〔2〕。

男性同性愛行為や肛門性交は不自然な性交であるとして、キリスト教文化圏を中心としてしばしば社会的偏見や法的差別の対象であったが、英国では16世紀以降非合法化され、19世紀初頭には、殺人や強姦と並ぶ傷害罪として死刑が科せられる可能性をもつ重大な犯罪として扱われていた。ウォルフェンデン報告書が作成された当時の性犯罪法でも、男性同性愛行為、肛門性愛、獣姦のもっとも重い法定刑は終身刑だった。ウォルフェンデン報告書の影響でなされた1967年の法改正をもって、ようやく男性同性愛行為は刑罰の対象外となったのである。

男性同性愛行為が違法として扱われてきた背景には、男性同性愛行為を不道徳あるいは病的であると見なす偏見が——当時だけではなく、今でも——英国社会に根強く存在することがある。デヴリンは、「同性愛は通常惨めな生活形態であって、可能ならば若者がそこに導かれるのを妨げるのが社会の役割だと書いたり、述べたりしているあらゆる人々に同意する」（Devlin 1965, v）と同性愛に対する偏見をあからさまにしている。また、男性同性愛行為に対して寛大な立場をとるウォルフェンデン報告書でさえ、同性愛が精神病であるかどうかについては懐疑的な態度をとりつつも（Wolfenden et al. 1963, para. 26）、他方で「同性愛の病因ならびに様々な治療法の効果に関する調査プログラム」の導入を提案している（ibid, para. 216）。つまり、同性愛が社会に広がることを、法的処罰によってであれ、治療によってであれ、食い止めようとする意図はウォルフェンデン報告書にも、デヴリンにも認められる。

このような限界がありながらも、ウォルフェンデン報告書が画期的だった点は、同意した成人男性間の同性愛行為が私的に行われた場合、それを刑事罰の対象とみなすべきではないと主張したことである。このような主張を支えたのは、私的な不道徳は、公的な犯罪から区別され、私的な不道徳は刑法が関わる事象ではないという考えである。

> 司法機関を通じた働きかけにより罪（sin）の領域と犯罪（crime）の領域を同じように扱っていこうと、社会がよく考えた上で試みるのでなければ、法が知ったことではない私的な道徳と不道徳の領域が残されなければならない。（ibid, para. 61）

同性愛行為は不道徳であるかもしれないが、合意がある成人間で私的に行われるのであれば、そのような同性愛行為を行う自由は認められるべきであるというのがウォルフェンデン報告書の主張のポイントである。[3] この主張は、しばしば指摘されるように、ミルが『自由論』の中で主張した他者危害の原則——社会の構成員に対し、彼の意志に反して正当に権力を行使しうる唯一の目的は、他人に対する危害の防止である（Mill 1977, 223: 邦訳 26頁）――に基づいている。

このウォルフェンデン報告書に対して批判的立場に立ったのが、当時のイギリスで判事を務めていたデヴリンである。デヴリンは、同性愛者に対する法的処罰を寛大にしていく必要があることを認め、その点でウォルフェンデン報告書に賛同してはいるのだが、他方、他者危害原則に基づいて、私的な道徳の領域を刑法がカバーする領域から除外することに反対するのである。

デヴリンのリーガル・モラリズム

ウォルフェンデン報告書が公刊された2年後の１９５９年に英国アカデミーにおいてデヴリンは講演を行った。そこで、デヴリンはウォルフェンデン報告書に対する批判を展開した。

この講演でデヴリンが主張したことは、刑法で取り締まるべき犯罪を道徳的な罪から完全に分離することは道徳法則にとって善ではなく、また刑法にとって破壊的であるだろうということであり（Devlin 1965, 4）、また、不道徳に反対する法律を国家が制定する力に対して理論的な限界を設けることはできないということである（ibid. 12）。前節で確認したように、ウォルフェンデン報告書は、合意の上で私的になされる同性愛行為はたとえそれが道徳的罪ではあっても刑罰の対象外とするべきであると主張していた。デヴリンはそれに反対して、道徳的罪を刑法的犯罪から区別することはできず、私的不道徳も刑法により取り締まることができるようにするべきだと言うのである。

デヴリンは自身の主張を以下のような論証によって正当化している（Devlin 1965, 13–14）。

1　社会は、外圧によって破壊されるよりも、内部から崩壊することの方が多い。

2　崩壊は公衆道徳（common morality）が遵守されない場合に起こり、道徳的絆の弛緩がしばしば崩壊の第一段階である。

3　法は社会転覆を妨げる役割をもつ。

最初の二つの前提では、特に社会の構成員が共通して保持している公衆道徳が遵守されない場合、社会が崩壊すると言われる。続いて、三つ目の前提により、社会の崩壊を防ぐのは法の役割であることが確認される。結論として、道徳的絆が緩んで、社会が崩壊するのを妨げるために、私的領域、公的領域の区別なく、人々に公衆道徳を遵守させることが刑法の役割だということになる。つまり、社会防衛の観点から、刑法は私的な道徳的罪も処罰の対象にするべきなのである。

デヴリンとウォルフェンデン報告書の対立は、刑法が果たす社会的役割についての両者の理解の違いに起因している。デヴリンは、前提3に示されているように、刑法の主たる役割は社会防衛であると考えており、公衆道徳に反する行為は、それが私的に行われて特定の他者に害を加えることがなかったとしても、社会の存続に脅威になる可能性をもつ限りにおいて刑罰の対象となると主張する。[4] それに対して、ウォルフェンデン報告書は他者危害原則に基づいており、刑法の主たる役割は個人を害から守ることにあると見なしている。したがって、特定の他者に害を加えることがない私的な道徳的罪は、刑法の取り締まりの範囲外なのである。

このように、刑法は公衆道徳に基づくべきだとデヴリンは主張するのであるが、公衆道徳が実際に刑法で有効性をもつためには、公衆道徳を刑事司法システムの中に導入する仕組みが必要だろう。それはどういったものだろうか。この問題に関して、デヴリンは次のように述べる。

立法者はどのように社会の道徳的判断を確かめるのだろうか。… 英国法は、頭かずを数えることには基づかない基準を発達させ、それをよく用いている。それは、道理のわかる人（the reasonable man）の基準である。道理のわかる人を合理的な人と混同してはならない。道理のわかる人は、いかなることについても推論することは期待されていないし、彼の判断は大部分が感情（feeling）の問題だろう。それは、街の人、あるいは法律家にとって馴染みの古い表現を使えば、クラパムの乗合馬車の乗客（the man in the Clapham omnibus）の視点である。この人は、正しい心持の人（the right-minded man）と呼んでもよいだろう。私としては、この人のことを陪審席の人と呼びたい。というのも、社会の道徳的判断とは、ランダムに選ばれた12人の男女が、議論の後では、それについて全員一致の合意に至るだろうと期待されるようなものだからである。（Devlin 1965, 15）

この引用箇所に見られるように、公衆道徳を法廷の場に持ち込む役割を担うのは、陪審員であるとされる。法の専門知を持たない一般人は多様な道徳意識を持っていると想像されるが、討論を通じて、彼ら全員が受け入れるように合意できるものが公衆道徳である。

デヴリンはまた、社会的に受容可能な道徳的逸脱の限界、デヴリンの言葉をもちいれば「寛容の限界」(limits of tolerance) を公衆道徳の見地から定める基準についても述べている。この基準は、道理のわかる人の感情、特に嫌悪感情によって与えられるという。

> 寛容の限界を超えないものは何事も法によって罰を加えられるべきではない。その行為を大多数が好まないというだけでは、全く十分ではなく、非難の感情が実際に感じられなければならない。同性愛に関する現行法に満足できない人々は、改革の反対者は単に嫌悪感情に振りまわされているだけだとしばしば言う。もしそうならそれは過ちだろうが、しかし、嫌悪感情が深く感じられていて、また作り出されたものではない場合、それを無視できないだろうと私は思う。それが現れた場合、そのことが、寛容の境界に到達しつつあることのよい指標になる。不寛容、憤慨、嫌悪感情なしでは、社会は存続しない。こういった感情は道徳法の背後の力であり、これらや、それに類したものが現れないのならば、社会の感情は、個人から選択の自由を奪うほどの重みを持ちえないと言いうるだろう。(Devlin 1965, 16–17)

ここに述べられているのは、ある行為が刑法の取り締まりの対象にされるべきかどうかを定めるための公衆道徳に基づいた基準である。もしも、問題となっている事例に対して、道理のわかる人が、嫌悪やその他の否定的感情を強く感じるのであれば、その事例は、許容できない程度で公衆道徳から逸脱している可能性をもつというのである。とはいえ、デヴリンは、なぜ嫌悪をはじめとする否定的感情が違法性を判断するための信頼できる基準になりうるのかについては、述べていない。

たとえ他者に危害を与えることがない場合であっても、不道徳な行為を、公衆道徳に基づいて法的に取り締まるべきだとしたデヴリンに代表される法哲学上の立場は、リーガル・モラリズム (legal moralism) と呼ばれる (Hart 1963, 6)。リーガル・モラリズムを、少なくともデヴリンが試みたような仕方で根拠づけるのは困難である。デヴリンが主張したのは、公衆道徳違反を容認していると、人々の道徳的絆がゆるくなり、社会の崩壊を招くということである。つまり、社会の崩壊を防ぐことを目的とすることで、私的に行われる不道徳を法的に取り締まることが正当化されるのである。実際、キリスト教道徳に支えられない限り、法は機能しないとデヴリンは述べている (Devlin 1965, 25)。キリスト教道徳の崩壊は、法を機能不全に陥らせ、社会崩壊を招くとデヴリンが考えても不思議ではない。ウォルフェンデン報告書が公開されて半世紀近く経過し、この間に男性同性愛行為は合法化された。男性同性愛行為を不道徳だと感じる人々にとって、男性同性愛の合法化は望ましくないだろう。しかし、デヴリンの懸念に反し、男性同性愛の合法化によってイギリス社会が道徳的に退廃し、崩壊したという事実はない。結局、ハートが指摘するように、道徳の絆が緩むと社会が崩壊するというデヴリンの主張は、それを例証する歴史的事例に欠けている点で説得力を持たないように思われる（Hart 1963, 6）。

このように、デヴリンは、リーガル・モラリズムに十分説得的な根拠を与えることができなかった。このことは、デヴリンが試みたように、社会秩序の維持を目的にして、個々人の自由を制限しつつ、私的な不道徳を法的に規制することは困難であることを示している。したがって、ウォルフェンデン報告やハートが採用しているリベラルな法理解 —— リベラリズム —— とリーガル・モラリズムを対比させたときに、リーガル・モラリズムは、維持できず、捨てられるべき立場に見えるのである。しかし、リーガル・モラリズムの重要性を考えると、この立場を直ちにあきらめ、捨て去ることはできない。このことを、リーガル・モラリズムをリベラリズムと対比させながら確認しよう。

リベラリズムが依拠するもっとも重要な原則は、他者危害原則である。この原則によれば、刑法を通じて規制されるのは他者に対する危害であり、それに限られる。こうして、傷害や詐欺、窃盗が法的規制の対象になる。しかし、他者危害原則はしばしば拡張して解釈される。具体的には、必ずしも他者に危害を加えるわけではないが、逃れ得ない仕方で他者に深刻な不快感を与える場合 —— たとえば、公衆の面前で猥雑な行為を行うことを考えていただきたい ——、その行為を法的に規制することは妥当であるとみなしてよい。これは不快原則と呼ばれるが、こうした考えはウォルフェンデン報告書にも採用されており、売春のために公然と人を誘う行為を法的規制の対象とする根拠になっている（ただし売春そのものは違法としては扱われない）。このように、リベラリズムでは、他者に害や深刻な不快感を与えることを妨げることは法的強制の妥当な目的とされるが、それ以外の行為は法的規制の対象外となる。

しかし、法的に規制されるべきだとしばしば主張される行為には、他者に害や深刻な不快感を与えないように見えるものがある。たとえば、私的な不道徳な性的行為の他、ポルノグラフィーの私的な保持、身寄りが全くない故人の死体に対する暴力、人格が認められる以前のヒト受精卵の使用・操作といった行為がそれに当たる。このような――内容的にあまり相互に関連しない――様々な行為を、他者危害原則や不快原則に訴えることで、規制することは難しい。そこで、しばしば持ち出されるのが、良識がある人々がこういった行為に対していだく嫌悪感情である。良識がある人々がこういった行為に嫌悪感情をいだくことが、これらの行為が不道徳であり、法的規制の対象とされるべき根拠になるのである。[5] リーガル・モラリズムは、このように、リベラリズムでは合法とされてしまうような行為の法的規制を可能にする点で、必ずしも社会秩序の維持を目的にしない場合でも、検討に値する立場であると言える。とはいえ、これまで見てきたように、リーガル・モラリズムを社会防衛の観点から正当化することは難しく、別な根拠が必要である。次節では、リーガル・モラリズムを根拠づける別な方策を検討する。

カハン・ヌスバウム論争とリーガル・モラリズム

デヴリンの議論において、嫌悪感情は、リーガル・モラリズムの根拠づけの文脈では考慮されなかったが、他方、デヴリンは、不道徳な行為に対して一般人が抱く嫌悪感情は、その行為の違法性を判断する基準となると想定していた。つまり、リーガル・モラリズムに対応した裁判制度を運用する際に、陪審員の嫌悪感情は本質的な役割を果たすと考えているのである。前節で確認したように、社会防衛の観点からリーガル・モラリズムを根拠づけることはできないが、嫌悪感情が刑法において果たす役割に注目することでリーガル・モラリズムに根拠を与えることは可能かもしれない。

刑法における感情の役割を理論化する近年の試みは、米国の法哲学者のヌスバウムと刑法学者のカハンによって先導されている。両者は他者危害原則に立脚して刑法を理解するリベラルな立場をとり[6]、感情に関する共著の論文がある (Kahan & Nussbaum 1996)。カハンとヌスバウムが提案するのは、感情の価値評価概念 (the evaluative conception) である。この見方によれば、人間の感情は、その感情が向かっている事態や対象の価値評価を含む (ibid. 285)。たとえば、知人の死に悲嘆にくれる場合には、悲嘆の感情が向かっている対象は、知人の死、もしくは死去した知人であり、悲嘆の感情は、重要な人物を喪失したという信念や思考を含むのである。

また、感情が、その感情が向かう対象を適切に価値評価している場合と、不適切に評価している場合とを区別することができる。不適切な感情的評価の例として、カハンとヌスバウムがあげるのは、ある人が知人の名前を忘れてしまうというミスをしたときに、名前を忘れられた人物が――おそらくは、軽んじられたと感じて――激昂するといった事例である[7](ibid. 287)。このように、人間は、感情を通じて世界状態の価値を評価するのであるが、その感情的価値判断が妥当であるか、妥当でないかを人々の間で問題にすることができ、また、人間は感情的価値評価を妥当な仕方で下せるように、自分自身を変えていくこともできると想定されている(ibid. 299)。以上のような感情の性質から、世界で起こる様々な出来事を、社会的規範にのっとった仕方で感情的に価値評価できる人間――つまり道理のわかる人間――は現に存在すると想定してよいことが分かる。こうして、道理のわかる人の感情的判断を刑法的判断の基準として利用する裁判制度の正当性が示される。

ただ、以上の議論で示されたのは、道理のわかる人の妥当な感情的評価を頼りにして法的判断を下してよいということであり、法的判断において特に感情を考慮しなければならない理由はまだ明らかにはされていない。

では、なぜ法的判断において感情を考慮しなければならないのか。この点に関連して、カハンとヌスバウムは次のように述べている。「理論家たちが、恐れ、怒り、ねたみ、悲嘆、嫌悪やその他の感情をまとめて、一つのグループにしてきたのだが、それは偶然ではない。というのも、これらの感情は共通の主題を持つからである。つまり、これらの感情は、人の幸福にとって決定的に重要であると見なされる世界の構成要素（これらの構成要素は、通常、人の思いのままには完全にはならないものである）と関わっているからである。」(ibid. 286) ここで、「人の幸福にとって決定的に重要であると見なされる世界の構成要素」とは、それを失った場合に、人の幸福が損なわれて、人が苦しみ、傷つくようなものである。人間は傷つきやすい存在であり、危害や損害から人を守ることが法の役割である（Nussbaum 2004, 6: 邦訳 7頁）。したがって、これらの（主に否定的な）感情を法において考慮しないのであれば、刑法が防止すべき危害とはどのようなものなのかを理解する手掛かりを失うことになるだろう。

このように、法的判断を下す際には、犯罪者と被害者の感情状態を考慮し、それらの感情がもつ意味合いやその感情の妥当性を第三者が評価することが必要であり、またそのような評価は可能であると言える。また、そのような法的判断は、道理のわかる人々の感情に基づくものである。人々の理にかなった感情が法的判断の根拠になるべきだとするカハンとヌスバウムの議論によって、リーガル・モラリズムの妥当性が示される。というのも、道理のわかる人がいだく嫌悪感情を基準にして、様々な不道徳な行いを法的に規制することができると考えられるからである。

とはいえ、カハンも、ヌスバウムも、法的判断における嫌悪感情の使用に対しては厳しい制限が課せられるべきだと考えている。まず、歴史的事実として、政治的プロパガンダが、マイノリティー集団、たとえば、ユダヤ人や女性、同性愛者、不可触選民、下層階級の人々を薄気味悪く、穢れた存在として描写して、それによって人々が彼らを嫌悪するように仕向けてきたということがある（Nussbaum 2004, 108: 邦訳 １３７頁、cf. Kahan 1998, 1652）。このように嫌悪感情が政治的に悪用されやすいことは、嫌悪感情そのものが、本質的に理にかなった感情ではないことを示唆している。実際、社会的文脈において抱かれる嫌悪感情は、その対象が穢れたものであるという根拠のない信念を含んでおり（Nussbaum 2004, chap.2: 邦訳 第2章）、またその対象を社会的に劣ったものであると見なさせる点で、リベラルな社会の価値体系と対立する（Kahan 1998, 1652）。このように法的判断の根拠とするのに十分なもっともらしさが嫌悪という感情には欠けているのである。

ヌスバウムはこうした考察から、刑法から嫌悪感情をほぼ全面的に排除するように提案する。それとは対照的に、カハンは、極めて制限された仕方ではあるが、嫌悪感情に基づかなければ正当化できない法的判断の事例が存在すると主張する。そういった事例は、たとえば、特定の個人に危害を加えるわけではないが、極端な残酷さを示すものとして、法的な取り締まりを必要とする行為である。カハンが取り上げる事例は、第一級殺人犯として収監されていたベルドッティがマサチューセッツ州を相手に対して行った要求に関連する。

ベルドッティは、サディスティックな性的欲望を満たすために、被害者である女性を絞殺し、乳首を切り取り、遺体をごみ袋につめるといった殺人行為を行った。捜査の過程で、警察は彼の家から膨大な数の死体の解剖写真、張り型の上に貫通しておかれた彼女の膣と肛門を押収した。この事件に対する裁判において、陪審員は、ベルドッティの犯罪は「極度の非道さと残忍さ」を示しているとして、彼に仮釈放のない終身刑という判決を下した。以上が、ベルドッティの申し立ての背景となる事情である。さて、収監されたベルドッティは、押収品――具体的には張り型、被害者の写真、彼女がいれられていたごみ袋、その他の性的道具――を牢獄の外にいる彼の代理人に戻すように、マサチューセッツ州に要求した。これに対して、州は、こういった品々を引き渡すことは「一般の人々に対して、激しい怒りや嫌悪感情、信じられないという思いを、当然のように、かき立てるだろう」と述べ、ベルドッティの要求を退け、またマサチューセッツ州上訴裁判所は州の判断に同意したのである（Kahan 1998, 1649-50; Nussbaum 2004, 168-9: 邦訳 214-5頁）。

カハンは、この州の判断が妥当であるとほとんどすべての人が認めるだろうと述べた後、州の判断を妥当とする根拠としてどのようなものがあるのかを考察している。それは、たとえば、わいせつ物を代理人に返還することがベルドッティの更生の妨げになるかどうかとか、一般抑止効果を目指した懲戒的措置として州の判断を解釈できるのかといったことである。それらの可能性を否定した後、カハンは、ベルドッティの要求――その背景には、ベルドッティが行った犯罪行為に示される極端な残酷さがある――を許しがたいと見なす嫌悪感情こそが、州の判断を正当化する根拠になるのだと主張する（Kahan 1998, 1651）。

もしもカハンの主張が正しければ、一種のリーガル・モラリズムが根拠づけられることになる。カハンによれば、妥当とみなされる法的判断には、他者危害原則によっては根拠づけられず、道理のわかる人の嫌悪感情によってのみ根拠づけられる事例が存在する。そして、ベルドッティの要求を退けた州の判断は、そのような事例なのである。

ヌスバウムは、こうしたカハンの主張を批判する。ヌスバウムの見方では、ベルドッティが行った残虐な殺人に対する応報的処置として州の判断は正当化される。また、ベルドッティの要求にこたえることは、「死者や、被害者の女性を大事にしてきた人々、そして社会そのものを、深く傷つけ、ばかにすることになる」(Nussbaum 2004, 170: 邦訳 216頁) のである。ヌスバウムが示そうとするのは、カハンが取り上げる事例において、嫌悪感情に立脚せずとも法的判断を根拠づけることができることを示すことである。このことを示すことにより、すべての妥当な法的判断において、嫌悪感情に根拠づけの役割を与えるべきではないとする自身の見方を擁護するのである。

カハンとヌスバウムの論争をどのように評価することができるだろうか。ベルドッティ事件における州の判断を正当化するためにヌスバウムがもちだすのは、個人に加えられる危害というより、むしろ社会に対する危害を妨げるという観点である (ヌスバウムは、「社会そのものを、深く傷つけ、ばかにすることになる」と述べている)。この主張には、いくつかの問題がある。まず、もっぱらリベラリズムの立場をとるのであれば、個人に対して害や (避けられないような仕方で) ひどい不快感をあたえるわけではない行為を法的に規制すべきとは言えないことである。したがって、個人ではなく、社会を防衛すべきと主張することで、ヌスバウムはリベラリズムの立場を超えてしまっている。次に、社会防衛をしなければならないとヌスバウムが考える根拠はどこにあるのかという問題がある。この点、ヌスバウムは明確に述べているわけではないが、デヴリン以来の論争を参照する限り、社会防衛を動機づける心的機構の一つは嫌悪感情にあるように見える。ヌスバウムの主張は、リーガル・モラリズムに接近している。

カハンとヌスバウムは、嫌悪感情が特に特定の社会集団に向けられる際に、その嫌悪感情が差別的で、理にかなった感情とはみなせないと見なす点で一致している。カハンは例外的に法的判断を導くのに十分信頼できる感情が嫌悪感情だけである場合があることを認め、ヌスバウムはそのような事例があることを否定する。カハンとヌスバウムの論争点は、結局のところ、嫌悪感情が、個々の事例において妥当な道徳的判断を根拠づけることがありうるのかどうかということにある。この問に対して、カハンは肯定的に答え、ヌスバウムは否定的に答える。カハンとヌスバウムのどちらが妥当な見方を取っているのかは、これは嫌悪感情を対象とする心理学や脳神経科学研究によって決着をつけるべき問題である[8]。しがって、続く二つの節では、嫌悪感情の心理学と神経科学研究を概観していこう。

身体的嫌悪感情と道徳的嫌悪感情の共通性

嫌悪とはどのような感情だろうか。苦手な食べ物のことを思い出してみよう。間違って嫌いな食べ物を口にしてしまうと、気持ちの悪さ、むかつきが上半身全体に広がり、顔が全体として緊張し、こわばった感じになる。[9] 嫌悪感情の最初の強い打撃が去った後でも、気分の悪さがしばらく持続し、口にしてしまった食べ物を身体からできるだけ遠ざけ、目にしたくないという気持ちが残るものである。また、腐敗した食べ物につい手が触れてしまった場合には、その食べ物のねっとりした感じによって、手が汚染されたという奇妙な思いが生じるだろう。そして、汚れた手を紙で拭ったり、洗ったりする。このように、嫌悪感情は、この感情に特徴的な顔面表情、身体反応、身体感覚を伴っている。また、身体が汚れたといった信念が惹起され、汚いものから距離を取りたいという欲求を生む。

嫌悪感情を生じさせる事物は雑多である。多くの人に嫌悪感情を引き起こしてしまう食べ物があり、また地べたを這う生き物、身体から分離した組織（落ちた髪の毛の束、切った爪、唾などの排泄物）、腐敗や細菌による汚染を連想させるもの、非標準的な性行動、社会のマイノリティー集団、当人の政治信条とは対立する政治的イデオロギー、汚職などの社会的行為なども嫌悪感情をいだかせる。こういった、嫌悪感情を引き起こすこと以外には何の共通性ももたないように見える雑多な事物が、どうして嫌悪感情を引き起こすのだろうか。このことを説明することは嫌悪感情の科学的説明が取り組むべき重要な課題の一つである。

嫌悪感情には奇妙な心理現象が生じることが知られている。シェイクスピアの『マクベス』に登場するマクベス夫人は、興味深い。マクベス夫人は、夫をそそのかしてダンカン王を殺害させるのであるが、夫が王に手を下した時に、ダンカン王の血がマクベス夫人の手に大量についてしまう。その後、マクベス夫人は、徐々に、ダンカン王殺害やその他自分が行った悪行に対する罪悪感に苛まれるようになり、手についた血を洗い流したいといって夜ごと手洗い行為を繰り返すようになった。このように、マクベス夫人は、自身の道徳的罪を身体的汚濁として感じとって嫌悪し、それらを洗い流そうとするのである。チョンとリジェンクイストは、この奇妙な道徳心理現象を「マクベス効果」と呼んで、実験的に調べている（Zhong & Liljenquist 2006）。

チョンとリジェンクイストが行った実験は以下のようなものである。まず被験者に自分の過去の不道徳な行為、もしくは道徳的に称讃される行為のどちらかを詳細に思い出してもらった。その後、除菌用ウエットティッシュと鉛筆を見せて、贈り物として与えるから、どちらかを選んでほしいと求めたのである。

その結果、不道徳な行為を思い出した人の67パーセントが除菌用ウエットティッシュを選んだのに対して、道徳的に称讃される行為を思い出した人の33パーセントしか除菌用ウエットティッシュを選ばなかった。この実験で確認されたのはマクベス効果、つまり過去の不道徳な行為の想起によって、身体を洗浄したいという欲求が生じる現象である。

次の実験では、身体を洗浄することが人間の道徳的自己意識に与える影響を調べている。まず、被験者すべてに自身が過去に行った不道徳な行為を詳細に思いだしてもらい、それを記述させる。次に被験者を二つのグループに分けて、一方のグループでは除菌用ウエットティッシュで手を消毒してもらい、もう一方のグループは手の洗浄は行わなかった。その後で、被験者の感情状態を調べた。このような調査すべてが終わった後で、最後に、卒業研究がうまくいかず苦しんでいる学生を助けるためにボランティアでもう一つ別な実験に協力してもらえるかどうかを尋ねた。その結果明らかとなったのは、手の洗浄を行わなかったグループでは無償の実験協力に同意したのがかなり多数（73・9％）であったのに対して、手の洗浄を行ったグループでは、無償の実験協力に同意したのは半数以下（40・9％）にとどまったことである。また、手洗いをするかしないかで、様々な感情や気分に、どのような違いが生じるかを調べたところ、手洗いに関連する被験者の感情・気分は、嫌悪、後悔、罪悪感、恥、当惑、怒りといった否定的な道徳的感情と、道徳に関連性を持たない感情（自信、落ち着き、興奮、苦痛）に分かれ、手洗いの行為を行ったグループでは、道徳に関連性を持たない感情には影響は見られないが、否定的な道徳的感情が抑えられる効果が認められることも確かめられた。

この実験結果を、チョンとリジェンクイストは、道徳的自己イメージの観点から解釈している。

自分が行った過去の不道徳な行為を思い出すことによって、それぞれの人の道徳的自己イメージ、つまり、自分は道徳的に純粋だとする認識が脅かされる。そのような道徳的純粋さ（moral purity）の損傷を回復するために、ボランティア活動という道徳的に評価される活動に参加しようと人は動機づけられる。つまり、ボランティア活動は、道徳的自己イメージの損傷に対する直接的な補償行為である。他方、傷つけられた道徳的自己イメージは、身体の汚染としても知覚され、身体を洗浄したいという欲求を高める（マクベス効果）。そして、実際に手を洗浄することによって、道徳的純粋さの損傷が埋め合わされてしまう。つまり、身体の洗浄は、道徳性とは何の関係もないのに、道徳的自己イメージの損傷を補償する作用をもつのである。このため、手を洗った人々は、ボランティア活動をすることにあまり強く動機づけられなくなる。

身体的嫌悪感情と道徳的嫌悪感情とが強く結びついていることは、他の実験によっても確かめられている。たとえば、異臭スプレーや部屋の汚れによって嫌悪感情が引き起こされた状況においては、不道徳だとみなされることがある行為（たとえば、いとことの性行為）に対して下す道徳的評価はより厳しくなる（Schnall et al. 2008）。また、嫌悪感情が苦味によって引き起こされた人が下す道徳的判断は、とくにその人が保守的な政治信条を持っている場合に、より寛大ではなくなる（Eskine et al. 2011）。これらの実験が示唆しているのは、身体的嫌悪感情が道徳的嫌悪感情の程度を上昇させることである。

身体的嫌悪感情と道徳的嫌悪感情の共通性は、それらの生理的指標を計測することによっても確かめられている。チャップマンらは、被験者に、（1）不快な味の液体を飲ませる、（2）排泄物・傷・昆虫など汚染や感染を想像させる写真を見せる、（3）経済ゲームに参加してもらい、不当に少量の配分を与えて不愉快にさせる、という三つの条件で、被験者の表情筋の一つである口唇挙筋（上唇を引き上げる機能をもつ筋肉）がどのように活動するのかをＥＭＧ（筋電計）を用いて計測した（Chapman et al. 2009）。その結果としてわかったのは、不快感の強さに相関して、口唇挙筋の運動の強さが上昇し、それらが実験の三条件すべてに共通して見られることである。このことは、味覚、不潔な写真、配分の不公平によって引き起こされる嫌悪感情が、共通の顔表情を生じさせることを示している。また、道徳的含意をもつ嫌悪感情と道徳的含意をもたない嫌悪感情、それぞれが生じたときに活動が高まる脳部位をｆＭＲＩ（機能的磁気共鳴画像法）を使用して計測した結果、それらが島の他、前頭葉に広がり、大部分共通していることも確かめられている（Moll et al. 2005）。

こういった様々な実験が示唆しているのは、顔表情や脳状態の変化という観点からみると、身体的嫌悪感情と道徳的嫌悪感情は高い類似性をもち、身体的嫌悪感情は道徳的嫌悪感情に影響を与えてしまうことである。したがって、嫌悪感情に基づく道徳的判断は不合理であるといえるだろう。たとえば、マクベス効果においては、道徳的自己イメージが損なわれた状態は、身体が汚染された状態と単に比喩的に類似していると把握されるのではなく、身体が汚染された状態と実際に同一視されていると考えられる。そのため、身体を洗浄することで道徳的自己イメージも修復されてしまうのである。しかし、私の身体が物理的に清潔であるかどうかということと私の行為が道徳的に正しいかどうかということは、概念的には全く無関係である。このように、嫌悪感情は、私の道徳的正当性を私の身体の清潔さから明確に分離することができない。マクベス効果に見られるように、嫌悪感情だけに基づく限り、判断対象が道徳的に正しいかどうかを理にかなった仕方で決定することはできないのである。

嫌悪感情における他者知覚

次に、他者知覚において嫌悪感情が果たす役割を見てみよう。ハリスとフィスクは嫌悪感情に基づく他者知覚の特徴を、ｆＭＲＩを用いて研究している（Harris & Fiske 2006, 2007, 2011a, 2011b）。ハリスとフィスクのｆＭＲＩを使った実験の前提になっているのが、フィスクらが提案している対人認知の理論──ステレオタイプ内容モデル──である（Fiske et al. 2006）。以下、フィスクの対人認知の理論を概観する。

他者と出会った時、私たちは、その人がどういう意図をもって、何をしようとするのかを理解しようとする場合もあるが、より一般的に、その人がどういう人物なのか、つまりその人の性格特性を知ろうとすることもある。１９４０年代から社会心理学で行われてきた対人認知の研究が

表8-1　ステレオタイプによる対人認知

温かさ	能力	
	低	高
高	憐れみ（pity） 高齢者、障害者	誇り（pride） 中産階級 オリンピック選手
低	嫌悪感（disgust） ホームレス 麻薬中毒者	妬み（envy） 高額所得者 ビジネス成功者

Harris & Fiske 2006 より改変。被験者は、プリンストン大学の学部生であり、上記の表は、そのような立場からの集団間認知を図式化して示している。

明らかにしたことは、私たちがある人の性格特性をとらえようとする場合、その人が温かみを感じさせるか、冷たい印象を与えるのか（敵味方の区別）、また、その人の能力が高いか、低いか（能力の区別）という二つの観点から評価して、分類することである。つまり、私たちは、他者を大雑把に、以下の四つのグループ、（1）「親しみがもて、能力が高い」グループ、（2）「親しみがもて、能力が低い」グループ、（3）「親しみがもてず、能力が高い」グループ、（4）「親しみがもてず、能力が低い」グループに分類するのである（表8-1を参照）。

このような分類は、個々人の個性を無視してしまう大変粗いものであるが、それぞれのグループに属している人々が中長期的に自分にとってどのような関わりを持ってくるのかを教えてくれる点では有益である。たとえば、「親しみがもて、能力が高い」グループに属するのは、自分にとって仲間として信頼関係・協力関係を築くことができそうな人々である。それに対して、それ以外の三つのグループに分類された人々は、親しく感じられないか、もしくは能力に欠けているか、あるいはそれらを兼ね合わせているのだから、それらの人々と互恵的な関係を安定して維持するのは難しい。こうして「親しみがもて、能力が高い」グループは、自分自身も所属しているグループ――内集団――と認知されるのに対して、それ以外の三つのグループは、自分自身が所属していないグループ――外集団――として扱われる。

このような対人認知の特性が偏見を説明する。内集団である「親しみがもて、能力が高い」グループに対して被験者たち（ここでは、アメリカの大学生）は尊敬を感じるのに対して、「親しみがもて、能力が低い」グループ、たとえば高齢者や障害者に対して憐れみの感情をもち、「親しみがもてず、能力が高い」グループ――典型的には高額所得者――は妬みの対象である。「親しみがもてず、能力が低い」という二重に否定的な評価を受けるグループに属するのは、生活保護受給者や薬物中毒者などであるが、そういった人々に平均的な社会構成員が向ける感情は軽蔑であり、非常に否定的な評価を受ける極端な外集団、たとえば路上生活者に向けられる典型的な感情は嫌悪感情である。

以上が、フィスクのステレオタイプ内容モデルの概要であるが、ハリスとフィスクがｆＭＲＩを使って調べようとしたのは、極端な外集団に属する人々の認知に見られる特徴である。というのも、極端な外集団は、歴史的にみて、極端な差別や虐殺の標的とされてきたからである（Harris & Fiske 2011a）。

ハリスとフィスクの実験を見てみよう。ハリスとフィスクは米国のエリート大学であるプリンストン大学の学生を被験者としているが、そのような学生の視点から想定される対人認知の構造は表8-1に示されている。ハリスとフィスクは、四つのグループに属する典型的な人物像を描写した写真を被験者に次々に示し、その写真を通じてどのような感情をいだいたのかを答えさせながら、被験者が写真を見ている時の脳活動を計測した。その結果明らかとなったのは、誇り、妬み、憐れみの対象を知覚する際と比較して、嫌悪感情をいだかせる人物を知覚している時には、内側前頭前野（mPFC）の活動の高まりがあまり見られないことである。

次に、ハリスとフィスクが行ったのは、写真で提示された人物の心理状態を積極的に推察する課題に、被験者を取り組ませることである。そのために、ハリスとフィスクが用意したのは年齢を尋ねる質問と野菜に対する好みを推測させる質問だった。[10] 野菜に対する好みを推測するためには、被験者は、写真に描かれている人物に心的状態を帰属させなければならないのに対して、年齢を推測する際には、心的状態を帰属させる必要はない。ハリスとフィスクが、この課題と取り組んでいる際の被験者の脳活動を調べたところ、嫌悪感情をいだかせる人物の写真を目の前にしていて、その野菜の好みを推測している時には、その年齢を推測している場合と比較して、内側前頭前野の活動の程度がより高いことが確認された[11]（Harris & Fiske 2007）。

内側前頭前野は人間を人間と認識して、その心の状態を推察する認知活動の神経基盤であると考えられている。ハリスとフィスクが行った実験でも、写真に描かれている人物に心的状態を帰属させなければならない課題と取り組んでいる時には、被験者の内側前頭前野の活動が高くなることが確認された。したがって、嫌悪感情をいだかせる人物を知覚する場合においてのみ内側前頭前野の活動が高まらなかったことは、被験者がそういった人々を、あまり人間としては知覚していない可能性を示唆している。こうした嫌悪感情にともなう知覚を、ハリスとフィスクは「脱人間化された知覚」(dehumanized perception)——人間とはみなさない知覚——と呼ぶのである(Harris & Fiske 2006, 2011a)。

差別的な社会集団が、マイノリティーや敵対するグループをゴキブリやウジと呼んで嫌悪し、プロパガンダに追随した人々がそのグループを攻撃するといった事態は、歴史上しばしばみられることである。ナチス政権下のドイツで、ユダヤ人が「腐っていく肉体に湧くウジ」と呼ばれて、虐殺されたことがその典型的事例である。実際、扇動的な差別的文書においては強い嫌悪感情が特徴的に現れる(Taylor 2007)。嫌悪感情にともなう脱人間化された知覚が、人間の行動にどのような影響を及ぼすのかは明らかにはなっていないが、歴史的事例は、脱人間化された知覚が非人道的行為と何らかの関連性をもつことを示唆している(cf. Harris & Fiske 2011a)。現段階で明らかになっていることは、人々があるグループを、嫌悪感情をもって眺めるとき、そのグループは親しみが感じられず、敵対的なものとして現れていることである。それに加えて、脱人間化された知覚は、そういったグループを自分たちが属する人間集団の外側に位置づけてしまうのである。

おわりに

嫌悪感情に関する心理学・神経科学研究が示唆するのは、以下の二つである。（1）身体的嫌悪感情と道徳的嫌悪感情は、共通する神経基盤をもち、類似した身体反応（顔面表情）を引き起こすのだが、その共通の生理的基盤をもとにして、これら二つのタイプの嫌悪感情は強い相互作用を及ぼしあう。たとえば、自身の行いに道徳的嫌悪を感じる時、それを自身の身体の汚れとして知覚してしまう場合があり、また身体や生活環境が汚れていると、それによって道徳的嫌悪感情が強まってしまう。（2）他者知覚において、嫌悪は――憐れみや妬みと並んで――外集団に向けられる典型的な感情であるが、その固有の特徴として、知覚されている人物を脱人間化する機能をもつ。つまり、嫌悪感情が向けられる人は、知覚者の視点に立つと、単に内集団に属さない人々であるだけではなく、人間性に欠けているように見えるのである。

これらの嫌悪感情の特徴は、嫌悪感情を法的判断の手引きにすることを控える説得的な根拠となるだろう。つまり、嫌悪感情に基づく道徳的判断は、判断をする人の身体や生活環境の汚れという、判断対象の評価とは全く無関係な要因によって大きく影響されてしまう。この点で不合理である。また、嫌悪感情は、その感情が向けられる人物を人間性に欠けているように見せる。これは、被疑者を含めてすべての人々を同じ人格として扱うべきだとする法の原則に反しているように思えるのである。この点で、法的判断の根拠づけ機能を、嫌悪感情に対してほぼ全く認めないヌスバウムの立場は妥当であるように、一見すると思えるのである。

こういった見方に一定の説得力があることは疑いない。にもかかわらず、嫌悪感情が、法的判断を下す信頼できる手掛かりを与えるための条件を整えることは十分に可能である。たとえば、身体や生活環境の汚れが、嫌悪感情に基づく道徳的判断を狂わせることが知られているのであれば、法的判断を下す際の身体・環境状況を、判断を狂わせないように整えておけばよい。具体的には、嫌悪感情に基づいて道徳的判断を下すにあたっては、身を清め、居所を整理整頓しておくなどすればよいのである。

また、嫌悪感情のもつ脱人間化作用であるが、この作用の問題は誤った知覚を生みだす点にある。嫌悪感情をもって薬物中毒者やホームレスの人々を眺める時、彼らは、本当は人格的存在であるのに、人間性に欠けているように見えてくる。このような知覚は誤った知覚であり、誤った知覚に基づいて彼らに差別的態度を取った場合、その態度は不合理である。とはいえ、極端に人道に反する行為やその行為を行った人々を嫌悪する場合には、事情は異なる。極端に人道に反する行為は健全な道徳的価値の外にあり、そのような行為を行う人々は、程度の差はあれ良識のある人間集団を内集団とすると、その外に位置する。したがって、非人道的行為を行う行為者を嫌悪感情もって知覚する際に、たとえその人が人間性に欠けて見えたとしても、その知覚は誤ってはいない。つまり、極端な非人道的行為に対する道徳的判断を行う場合に限り、嫌悪感情に依拠することは妥当であると考えられる。カハンとヌスバウムの論争において確認したように、カハンが主張するのは、極端な残酷さを示すものとして、法的な取り締まりを必要とする行為を対象とする場合に限り、嫌悪感情に基づいて法的判断を下してよいという見方である。このカハンの見解は、嫌悪感情をともなう知覚の特性を考慮すると、妥当であることが分かる。

日本の裁判員制度において、裁判員裁判の対象となるのは殺人や傷害致死など重大な犯罪に限られる。他者に対して危害を加える犯罪に対しては、他者危害の原則に基づいて法的判断を下すことができるが、この原則に基づいては十分に犯罪性を明らかにできない、極端に非人道的行為が存在する。そのような非人道的行為を法的に取り扱う際には、裁判員の良識に基づく道徳的判断が頼りとなるのである。

謝辞　本稿を作成する過程で、横浜国立大学の内海朋子氏（刑法学）から刑法学の専門用語に関して有益な助言をえることができた。本研究は日本学術振興会の科学研究費補助金（23520009）の助成に基づいている。

注

［1］　裁判所がインターネット上に掲載している「裁判員制度Q＆A」には、「これまでの裁判は、検察官や弁

護士、裁判官という法律の専門家が中心となって行われてきました。…専門的な正確さを重視する余り審理や判決が国民にとって理解しにくいもので…刑事裁判は近寄りがたいという印象を与えてきた面もあったと考えられます。また、現在、多くの国では刑事裁判に直接国民が関わる制度が設けられており、国民の司法への理解を深める上で大きな役割を果たしています」(裁判所 2010)と記されている。

[2] ウォルフェンデン報告書の法的、社会的意義については、伊藤豊「イギリスにおけるホモセクシュアリティ合法化の問題――『ウォルフェンデン報告書』を読む」(伊藤 2007)に詳述されており、本稿の以下の記述は伊藤の研究に依拠している。また、児玉聡『功利と直観』第八章にも簡潔な記述がある。

[3] ウォルフェンデン報告書は、上記の引用箇所に続けて、以下のように述べる。「このように主張することで、個人的不道徳を黙認・推奨しているわけではない。むしろ、道徳的あるいは不道徳的行為が、そもそも個人的・私的なものであると述べることで、自身の行動に対する一人一人の個人的・私的責任が、強調されるのである。」(ibid. para. 61) このように、不道徳な行為を私的に行う自由を各人はもつが、その責任は各人が個人として負うというのが、ウォルフェンデン報告書の見解である。

[4] とはいえ、私的不道徳が無条件に違法として扱われるべきだとはデヴリンは考えなかった。デヴリンは、社会の統合性を損なわない限りにおいて、個人の自由に対して最大限寛容であるべきで、可能な限り個人のプライバシーは尊重されなければならないと主張し、また法が関与するのは最小限の事項であるとも言っている。これらの原則は不道徳を取り締まるべきとする原則とともに考慮されて、最終的な法的判断が下される(Devlin 1965, 16–20)。

[5] 2008年にイギリスで成立した刑事司法及び移民法において、過激なポルノグラフィーを保持することは法的規制の対象とされているが、保持が禁じられる性的イメージを判断する基準の一つが、そのイメージが「ひどく不快であり、嫌悪感情を駆り立てるものであるか、あるいは猥雑である」ことである(Johnson 2010)。死体に対する暴力を、嫌悪感情に基づいて非合法化する試みを批判的に検討した議論は、Nussbaum 2004,

chap. 3（邦訳 第3章）に見られる。嫌悪感情に基づいて、ヒト・クローン技術の法的規制を訴えたのは、生命倫理学者のカスである（Kass 1998）。

［6］カハンとヌスバウムは他者危害原則を刑法的強制の主たる根拠であると見なしている点でリベラルな立場をとる。他者危害原則と嫌悪感情の関係についてであるが、嫌悪感情によって正当化される法的判断のすべてが、他者危害原則によっても正当化されるなら、嫌悪感情を法の根拠づけとして容認することには、リベラルな立場をとる論者にとって何の問題も生じない。ところが、嫌悪感情によって正当化される法的判断の中には、例外的に、他者危害原則によっても正当化されない場合があるかもしれない。そういった事例は、リベラルな立場をとる論者にとっては扱いにくい。本節の後半で確認するように、カハンはそのような事例があることを認め、ヌスバウムは否定する。

［7］不適切な感情が、感情以外の点で誤った信念によって惹起されることもある。たとえば、隣に座っている人物が自分の持ち物を盗んだと勘違いして、その人に怒りを覚えることがあるだろう。

［8］ヌスバウムは、Nussbaum 2004, chap. 2（邦訳 第2章）において、自身の見解の妥当性を根拠づけるために、嫌悪感情に関する様々な心理学文献を紹介し、議論している（ただし、そこでは神経科学文献はほとんど参照されていない）。おそらくヌスバウムの著作の出版がきっかけの一つとなって、近年、嫌悪感情に関する心理学・神経科学研究が数多く発表されており、新しい研究成果に基づいてヌスバウムの議論を再評価することが必要である。そこで次節では、主に、ヌスバウムの著作が出版されて以降に発表され、したがってヌスバウムが参照することができなかった心理学・神経科学文献を基に議論を進める。

［9］サスキンドらの研究（Susskind et al. 2008）によると、嫌悪と恐れの顔表情では、顔面表情筋の収縮、拡張のパターンが正反対であり、嫌悪では目、鼻、口といった開口部を閉じさせる動きをするのに対して、恐れでは、逆に、それらを拡張する動きを示している。こういった顔面表情筋の動きのために、嫌悪では眼球運動が抑制され、鼻呼吸量が減少するのに対して、恐れではいずれも増加する。

〔10〕 具体的には、「写真に写っている人物は35歳以上ですか」と質問するか、もしくは、野菜の写真を事前に示しておいて、「写真に写っている人物はこの野菜を好むと思いますか」と質問し、それに対して被験者は「はい」もしくは「いいえ」のいずれかで回答する。
〔11〕 年齢を推測する条件と比較して、野菜の好みを推測する条件で被験者の内側前頭前野の活動が高くなることは、誇り、憐れみ、妬みといった嫌悪感以外の感情をいだかせる人物を知覚している際にも確認された。

編者紹介

苧阪直行（おさか　なおゆき）

1946年生まれ。1976年京都大学大学院文学研究科博士課程修了、文学博士（京都大学）。京都大学大学院文学研究科教授、文学研究科長・文学部長、日本学術会議会員などを経て現在、京都大学名誉教授、日本ワーキングメモリ学会会長、日本学術会議「脳と意識」分科会委員長

主な著訳書

『意識とは何か』（1996、岩波書店）、『心と脳の科学』（1998、岩波書店）、『脳とワーキングメモリ』（2000、編著、京都大学学術出版会）、『美を脳から考える』（2000、共訳、新曜社）、『意識の科学は可能か』（2002、編著、新曜社）、『心の神経生理学入門』（2005、共訳、新曜社）、『大脳皮質と心』（2005、共訳、新曜社）、*Cognitive Neuroscience of Working Memory*（2007、編著、オックスフォード大学出版局）、『ワーキングメモリの脳内表現』（2008、編著、京都大学学術出版会）、『意識の脳内表現』（2008、監訳、培風館）、『笑い脳』（2010、岩波書店）、『脳イメージング』（2010、編著、培風館）、『オーバーフローする脳』（2011、訳、新曜社）、『社会脳科学の展望』（2012、編、新曜社）

社会脳シリーズ 2

道徳の神経哲学

神経倫理からみた社会意識の形成

初版第1刷発行　2012年11月20日

編　者　苧阪直行

発行者　塩浦　暲

発行所　株式会社　新曜社

〒101-0051　東京都千代田区神田神保町2-10

電話(03)3264-4973・FAX(03)3239-2958

e-mail：info@shin-yo-sha.co.jp

URL：http://www.shin-yo-sha.co.jp/

印刷所　株式会社シナノ

製本所　イマヰ製本所

ISBN978-4-7885-1307-5　C1040

執筆者紹介（執筆順）

信原幸弘（のぶはら　ゆきひろ）【1章】
東京大学教授　1983年東京大学大学院理学系研究科科学史・科学基礎論専攻単位取得退学　学術博士。専門は心の哲学

鈴木貴之（すずき　たかゆき）【2章】
南山大学人文学部准教授　2003年東京大学大学院総合文化研究科単位取得退学　博士（学術）。専門は心の哲学

福士珠美（ふくし　たまみ）【3章】
科学技術振興機構フェロー　1999年北海道大学大学院文学研究科（行動科学専攻）修了　学術博士（行動科学）。現在の専門は脳神経倫理を含む生命倫理、ならびに科学技術政策

植原　亮（うえはら　りょう）【4章、5章】
関西大学総合情報学部准教授　2008年東京大学大学院総合文化研究科博士課程（広域科学専攻）修了　博士（学術）。専門は哲学・科学倫理学

岩瀬真生（いわせ　まさお）【6章】
大阪大学助教　1999年大阪大学大学院医学系研究科博士課程（精神医学）修了　医学博士。専門は精神医学、精神生理学

美馬達哉（みま　たつや）【7章】
京都大学准教授　1997年京都大学大学院医学研究科博士課程（脳病態生理学専攻）修了　医学博士。専門は神経科学、医療社会学

原　塑（はら　さく）【8章】
東北大学准教授　2006年 Johannes Gutenberg-Universität Mainz 修了　Doktor der Philosophie。専門は神経科学の哲学、心の哲学

人名索引

ア行

アイマー（Eimer, M.） 47
アーウィン（Erwin, F. R.） 160, 174, 182
浅田稔 126
アジム（Azim, E.） 149
アシモフ（Asimov, I.） 115
アッピア（Appiah, A.） 49
アリストテレス（Aristoteles） 4

石原孝二 123
礒部太一 128
伊吹友秀 97

ヴァレンスタイン（Valenstein, E. S.） 172
ウィリアムズ（Williams, R. F.） 153
ウィルソン（Wilson, T.） 34, 48
ウェグナー（Wegner, D. M.） 48
植原亮 97, 127, 128
ヴェンター（Venter, J. C.） 63
ヴォルコウ（Volkow, N.） 50
ウォルフェンデン（Wolfenden, J.） 185

苧阪直行 145
オールズ（Olds, J.） 164

カ行

ガザニガ（Gazzaniga, M. S.） 72
門脇俊介 51
カハン（Kahan, D. M.） 195, 214, 216
川人光男 114, 115, 127, 159
河野哲也 128
カント（Kant, I.） 4

キャノン（Cannon, W. B.） 161, 170

クライトン（Crichton, M.） 179
クライン（Klein, N.） 181
クラウゼン（Clausen, J.） 128
クラーク（Clark, A.） 128
グラント（Grant, S.） 42
クリューバー（Klüber, H.） 171
グリーン（Greene, J. D.） 5, 6, 9, 11, 13, 18
クールソン（Coulson, S.） 153

ケーニヒ（Koenigs, M.） 8, 11, 15

ゴエル（Goel, V.） 143, 150
コローバー（Chorover, S. L.） 178
コーン（Kohn, N.） 150
近藤滋 58

サ行

サヴァレスキュ（Savulescu, J.） 97
佐倉統 53, 115, 127
櫻井芳雄 126
サスキンド（Susskind, J. M.） 216
佐野圭司 174

サンデル（Sandel, M. J.） 83, 87, 89, 97

ジェームズ（James, W.） 160
四ノ宮成祥 64
清水義則 58
下條信輔 49
シャミ（Shammi, P.） 152
ジュネ（Genet, J.） 179

スタス（Stuss, D. T.） 152
スン（Soon, C.） 32, 47

セヴェレンズ（Severens, E.） 153
セロ（Cello, J.） 63

タ行

ダマシオ（Damasio, A. R.） 4, 12, 17, 90
タンペイ（Tumpey, T. M.） 63

チェーピン（Chapin, J. K.） 126
チャーチランド（Churchland, P. S.） 49, 97
チャップマン（Chapman, H. A.） 206
チョン（Zhong, C.） 203

ツェルレッティ（Cerletti, U.） 165

デイヴィドソン（Davidson, D.） 97
デヴリン（Devlin, P.） 185, 190, 195, 201, 215
デネット（Dennett, D. C.） 97, 128
デルガド（Delgado, J. M. R.） 177, 181

戸田総一郎 128
ドナヒュー（Donoghue, J. P.） 102
ドーラン（Dolan, R. J.） 143, 150
トレベナ（Trevena, J.） 47

ナ行

楢林博太郎 173

ニコレリス（Nicolelis, M. A. L.） 126
ニスベット（Nisbett, R.） 34, 48

ヌスバウム（Nussbaum, M. C.） 195, 213, 216

信原幸弘 47, 128
野矢茂樹 51

ハ行

ハイト（Haidt, J.） 21
バウマイスター（Baumeister, A. A.） 182
ハガード（Haggard, P.） 47
ハート（Hart, H. L. A.） 193
パペッツ（Papez, J. W.） 162
原塑 47
バラスブラマニアン（Balasubramaniam, V.） 173
ハリス（Harris, L. T.） 207
パルヴィジ（Parvizi, J.） 146
パーレンズ（Parens, E.） 97

ヒース（Heath, R. G.） 160, 165
ヒース（Heath, R. L.） 152

ビュシー（Bucy, P.） 171
ヒューム（Hume, D.） 97
ビルバウマー（Birbaumer, N.） 38

フィスク（Fiske, S. T.） 207
ブラー（Buller, T.） 128
フリード（Fried, I.） 145
ブレア（Blair, J.） 50
フレディング（Fröding, B. E. E.） 97
ブローカ（Broca, P.） 181
ブロンダー（Blonder, L. X.） 152

ヘーアスミンク（Heersmink, R.） 128
ヘス（Hess, W. H.） 171
ペルソン（Persson, I.） 97
ベンサム（Bentham, J.） 4

ホーキング（Hawking, S. W.） 104

マ行

マーク（Mark, V. E.） 160, 174, 182
マクリーン（MacLean, P. D.） 162

美馬達哉 108, 127, 182
ミラー（Miller, J.） 47
ミル（Mill, J. S.） 4, 187
ミルナー（Milner, P.） 164

モブス（Mobbs, D.） 150
モル（Moll, J.） 5, 6, 13, 17, 18, 22

ヤ行

ヨハンソン（Johansson, P.） 22
ヨールデンス（Joordens, S.） 48

ラ行

ラップ（Rapp, A. M.） 150

リーヴィ（Levy, N.） 128
リジェンクイスト（Liljenquist, K.） 203
リベット（Libet, B.） 28, 30, 34, 37, 47, 90

ルドゥー（LeDoux, J. E.） 143, 162

レーベンデフ（Lebendev, M. A.） 126

ワ行

ワイズバーグ（Weisberg, D. S.） 61
和田清 50

事項索引

A to Z

ALS（筋萎縮性側索硬化症） 104
BCI（ブレインコンピュータインターフェイス） 100
BMI（ブレインマシンインターフェイス） viii, 73, 100, 157

ア行

カ行

タ行

ナ行

ハ行

マ行

ヤ行

ラ行

ワ行

文　献

「社会脳」シリーズ刊行にあたって

Cacioppo, J. T., & Berntson, G. G. (Eds.) (2005). *Social Neuroscience.* London: Psychology Press.

Cacioppo, J. T., Berntson, G. G., Adolphs, R., Carter, C. S., Davidson, R. J., McClintock, M. K., McEwen, B. S., Meaney, M. J., Shacter, D. L., Sternberg, E. M., Suomi, S. S., & Taylor, S. E. (Eds.) (2002). *Foundations of Social Neuroscience.* Cambridge: MIT Press.

Cacioppo, J. T., Visser, P. S., & Pickett, C. L. (Eds.) (2006). *Social Neuroscience.* Cambridge: MIT Press.

Decety, J., & Cacioppo, J. T. (Eds.) (2011). *The Oxford Handbook of Social Neuroscience.* Oxford: Oxford University Press.

Decety, J., & Ickes, W. (Eds.) (2009). *The Social Neuroscience of Empathy.* Cambridge: MIT Press.

Dumbar, R.I.M. (2003). The social brain: Mind, language, and society in evolutionary perspective. *Annual Review of Anthropology, 32,* 163–181.

Harmon-Jones, E., & Beer, J. S. (Eds.) (2009). *Methods in Social Neuroscience.* New York: Guilford Press.

Harmon-Jones, E., & Winkielman, P. (Eds.) (2007). *Social Neuroscience.* New York: Guilford Press.

苧阪直行（2004）．デカルト的意識の脳内表現 ── 心の理論からのアプローチ．哲学研究，578号，京都哲学会．

苧阪直行（2010）．笑い脳 ── 社会脳からのアプローチ．岩波科学ライブラリー166，岩波書店．

Taylor, S. E. (Eds.) (2002). *Foundations in Social Neuroscience.* Cambridge: MIT Press.

Todorov, A., Fiske, S. T., & Prentice, D. A. (Eds.) (2011). *Social*

Neuroscience. New York: Oxford University Press.

Zelazo, P.H ., Chandler, M., & Crone, E. (Eds.) (2010). ***Developmental Social Cognitive Neuroscience.*** London: Psychology Press.

1　道徳の神経哲学

ダマシオ，A. R.／田中三彦訳（2000）．生存する脳 ── 心と脳と身体の神秘．講談社．

Foot, P. (1967). The problem of abortion and the doctrine of the double effect. ***Oxford Review, 5,*** 5–15.

Greene, J. D., Sommerville, R. B., Nystrom, L. E., Darley, J. M., & Cohen, J. D. (2001). An fMRI investigation of emotional engagement in moral judgment. ***Science, 293,*** 2105–2108.

Greene, J. D., Nystrom, L. E., Engell, A. D., Darley, J. M., & Cohen, J. D. (2004). The neural bases of cognitive conflict and control in moral judgment. ***Neuron, 44,*** 389–400.

Haidt, J. (2001). The emotional dog and its rational tail: A social intuitionist approach to moral judgment. ***Psychological Review, 108,*** 814–834.

Haidt, J. (2007). The new synthesis in moral psychology. ***Science, 316,*** 998–1002.

Johansson, P., Hall, L., Sikström, S., & Olsson, A. (2005). Failure to detect mismatches between intention and outcome in a simple decision task. ***Science, 310,*** 116–119.

蟹池陽一（2008）．道徳的判断と感情との関係 ── fMRI 実験研究の知見より．信原幸弘・原塑（編）脳神経倫理学の展望，勁草書房，所収．

Koenigs, M., Young, L., Adolphs, R., Tranel, D., Cushman, F., Hauser, M., & Damasio, A. (2007a). Damage to the prefrontal cortex increases utilitarian moral judgements. ***Nature, 446,*** 908–911.

Koenigs, M. & Tranel, D. (2007b). Irrational economic decision-making after ventromedial prefrontal damage: Evidence from the ultimatum game. ***Journal of Neuroscience, 27,*** 951–956.

Moll, J., Eslinger, P. J., & de Oliveira-Souza, R. (2001). Frontopolar and

anterior temporal cortex activation in a moral judgment task: Preliminary functional MRI results in normal subjects. *Arq Neuropsiquiatr, 59*, 657–664.

Moll, J., Zahn, R., de Oliveira-Souza, R., Krueger, F. & Grafman, J. (2005a). Opinion: The neural basis of human moral cognition. *Nature Reviews Neuroscience, 6*, 799–809.

Moll, J., de Oliveira-Souza, R., Moll, F. T., Ignácio, F. A., Bramati, I. E., Caparelli-Dáquer E. M., & Eslinger, P. J. (2005b). The moral affiliations of disgust: A functional MRI study. *Cognitive and Behavioral Neurology, 18*, 68–78.

Moll, J., de Oliveila-Souza, R., & Zahn, R. (2008). The neural basis of moral cognition: Sentiments, concepts, and values. *Annals of the New York Academy of Sciences, 1124*, 161–180.

2　社会脳研究と自由意志の問題

Appiah, A. (2008). *Experiments in Ethics*. Cambridge MA: Harvard University Press.

Birbaumer, N., Veit, R., Lotze, M., Erb, M., Hermann, C., Grodd, W., & Flor, H. (2005). Deficient fear conditioning in psychopathy. *Archives of General Psychiatry, 62*, 799–805.

Blair, J., Mitchell, D., & Blair, K. (2005). *The Psychopath: Emotion and the Brain*, Oxford: Blackwell.

Callender, J. (2010). *Free Will and Responsibility: A Guide for Practitioners*. Oxford: Oxford University Press.

Churchland, P. S. (2006). Moral decision-making and the brain. In J. Illes (Ed.), *Neuroethics: Defining the Issues in Theory*, Practice and Policy, Oxford: Oxford University Press.

Grant, S., Controreggi, C., & London, E. (2000). Drug abusers show impaired performance in a laboratory test for decision making. *Neuropsychologia, 38*, 1180–1187.

Haggard, P., & Eimer, M. (1999). On the relation between brain potentials

and the awareness of voluntary movements. *Experimental Brain Research, 126*, 128–133.

Hester, R., Lubman, D., & Yücel, M. (2009). The role of executive control in human drug addiction. In Self, D., & Staley, J. (Eds.), ***Behavioral Neuroscience of Drug Addiciton***, Heidelberg: Springer.

Isen, A. & Levin, P. (1972). Effect of feeling good on helping: Cookies and kindness. *Journal of Personality and Social Psychology, 21* (*3*), 384–388.

Joordens, S., Duijin, M., & Spalek, T. (2002). When timing the mind one should also mind the timing: Biases in the measurement of voluntary actions. *Consciousness and Cognition, 11*, 231–240.

門脇俊介・野矢茂樹（編）(2010). 自由と行為の哲学. 春秋社.

Kiehl, K. (2008). Without morals: The cognitive neuroscience of criminal psychopaths. In W. Sinnott-Armstrong (Ed.), *Moral Psychology Vol.3: The Neuroscience of Morality: Emotion, Brain Disorders, and Development*, Cambridge MA: MIT Press.

Latané, B. & Rodin, J. (1969). A lady in distress: Inhibiting effects of friends and strangers on bystander intervention. *Journal of Experimental Social Psychology, 5*, 189–202.

Libet, B. (2004). *Mind Time: The Temporal Factor in Consciousness*. Cambridge, MA: Harvard University Press.（下條信輔（訳）(2005). マインド・タイム──脳と意識の時間. 岩波書店.）

Libet, B., Gleason, C., Wright, E., & Pearl, D. (1983). Time of conscious intention to act in relation to onset of cerebral activity (readiness-potential): The unconscious initiation of a freely voluntary act. *Brain, 106*, 623–642. Libet, B. (2003). Cerebral physiology of conscious experience：Experimental studies in human subjects. In N. Osaka (Ed.), *Neural Basis of Consiousness*. Amsterdam：John Benjamins Publishing Company にも要約あり.

信原幸弘・原塑（編）(2008). 脳神経倫理学の展望. 勁草書房.

下條信輔 (1997). サブリミナル・マインド──潜在的人間観のゆくえ. 中公新書.

Soon, C., Brass, M., Heinze, H., & Haynes, J. (2008). Unconscious determinants of free decisions in the human brain. ***Nature Neuroscience, 11*** (*5*), 543–545.

Trevena, J., & Miller, J. (2002). Cortical movement preparation before and after a conscious decision to move. ***Consciousness and Cognition, 11***, 162–190.

Volkow, N., Fowler, J., & Wang, G. (2003). The addicted human brain: Insights from imaging studies. ***Journal of Clinical Investigation, 111***, 1444–1451.

和田清（監修）(2010). 薬物依存の脳内メカニズム. 講談社.

Wegner, D. M. (2002). ***The Illusion of Conscious Will***. Cambridge, MA: MIT Press.

Wilson, T., & Nisbett, R. (1978). The accuracy of verbal reports about the effects of stimuli on evaluations and behavior. ***Social Psychology, 41*** (*2*), 118–131.

3　社会脳研究と社会との関係 ── 脳神経倫理の視点から

安藤寿康・福士珠美・佐倉統 (2009). 人を対象とした研究の倫理. 日本音響学会誌, *65*, 324–330.

Beauchamp, T., & Childress, J. F. (1979). ***Principles of Biomedical Ethics***. Oxford, England: Oxford University Press.

Cello, J., Paul, A. V., & Wimmer, E. (2002). Chemical synthesis of poliovirus cDNA: Generation of infectious virus in the absence of natural template. ***Science, 297***, 1016–1018.

福士珠美 (2007). 高次脳機能画像計測に求められる倫理. 脳21, *10*, 305–307.

Gibson, D. G,. Glass, J. I., Lartigue, C., Noskov, V. N., Chuang, R. Y., Algire, M. A., Benders, G. A., Montague, M. G., Ma, L., Moodie, M. M., Merryman, C., Vashee, S., Krishnakumar, R., Assad-Garcia, N., Andrews-Pfannkoch, C., Denisova, E. A., Young, L., Qi, Z. Q., Segall-Shapiro, T. H., Calvey, C. H., Parmar, P. P., Hutchison, C. A. 3rd., Smith, H. O., & Venter, J. C. (2010).

Creation of a bacterial cell controlled by a chemically synthesized genome. *Science, 329*, 52–56.

笠原和美・田中悟志・渡邊克巳・花川隆・本田学（2011）．複数日連続した経頭蓋直流電気刺激により電極直下の皮膚に発赤を生じた 2 例．臨床神経生理学，*39*，24–27.

河原直人・四ノ宮成祥（近刊）．生命科学とバイオセキュリティー ―― Dual-use 研究とその問題点．東信堂.

近藤滋（2011）．研究論文や申請論文におけるジンクピリチオン効果について．細胞工学，*30*，546–549.

Marcus, S. J. (2002). *Neuroethics: Mapping the Field.* New York, NY: Dana Press.

McCabe, D. P., & Castel, A. D. (2008). Seeing is believing: The effect of brain images on judgments of scientific reasoning. *Cognition, 107*, 343–352.

Moreno, J. D. (2006) *Mind Wars: Brain Research and National Defense.* NY: Dana Press.

信原幸弘・原塑（2007）．脳神経倫理学の展望．勁草書房.

Seki, A., Uchiyama, H., Fukushi, T., Sakura, O., Koeda, T., & Japan Children's Study Group. (2009). Incidental findings in brain MRI of a pediatric cohort in Japan and recommendation of a model of handling protocol. *Journal of Epidemiology Supplement, 2*, S498–504.

清水義範（2009）．インパクトの瞬間――清水義範パスティーシュ100〈二の巻〉．筑摩書房.

Tumpey, T. M., Basler, C. F., Aguilar, P. V., Zeng, H., Solórzano, A., Swayne, D. E., Cox, N. J., Katz, J. M., Taubenberger, J. K., Palese, P., & García-Sastre, A. (2005). Characterization of the reconstructed 1918 Spanish influenza pandemic virus. *Science, 310*, 77–80.

Weisberg, D. S., Keil, F. C., Goodstein, J., Rawson, E., & Gray, J. R. (2008). The seductive allure of neuroscience explanations. *Journal of Cognitive Neuroscience, 20*, 470–477.

4　ニューロエンハンスメントの倫理

Brock, D. W. (1998). Enhancements of human function: Some distinctions for policymakers. In Parens, E. (Ed.). ***Enhancing Human Traits: Ethical And Social Implications***, Washington, D.C.: Georgetown University Press.

Butcher, J. (2003). Cognitive enhancement raises ethical concerns. *Lancet, 362*, 132–133

Churchland, P. M. (1981). Eliminative materialism and the propositional attitudes. *Journal of Philosophy, 78* (*2*), 67–90.（関森隆史（訳）(2004). 消去的唯物論と命題的態度. 信原幸弘（編）シリーズ心の哲学Ⅲ　翻訳編, 勁草書房, 所収.）

Damasio, A. R. (1994). ***Descartes' Error: Emotion, Reason, and the Human Brain***, Putnam Publishing.（田中三彦（訳）(2000). 生存する脳 ― 心と脳と身体の神秘. 講談社.）

Davidson, D. (1980). Mental events. In D. Davidson ***Essays on Actions and Events***. Oxford University Press.（服部弘幸・柴田正良（訳）(1990). 心的出来事. 行為と出来事, 勁草書房, 所収.）

Dennett, D. C. (1987). Three kinds of intentional psychology. In D. C. Dennett ***Intentional Stance***, MIT Press.（若島正・川田学（訳）(1996) 3種類の志向心理学. 志向姿勢の哲学, 白揚社, 所収.）

Freedman, C. (1998). Aspirin for the Mind? Some ethical worries about psychopharmacology. In E. Parens (Ed.), ***Enhancing Human Traits: Ethical and Social Implications***, Washington, DC: Georgetown University Press.

Fröding, B. E. E. (2010). Cognitive enhancement, virtue ethics and the good life, *Neuroethics, 4*, 223–234.

Gazzaniga, M. S. (2005). ***The Ethical Brain***. Dana Press.（梶山あゆみ（訳）(2006). 脳のなかの倫理 ― 脳倫理学序説. 紀伊國屋書店.）

伊吹友秀 (2010). ニューロエンハンスメントが医療として行われることの倫理的問題 ― 医療化の問題を中心として. 脳科学時代の倫理と社会, UTCP ブックレット 15, 111–135.

Kahneman et al.. (Ed.) (1982). ***Judgment under Uncertainty: Heuristics and***

Biases. Cambridge University Press.

Kass, L. R. (2003). *Beyond Therapy: Biotechnology and the Pursuit of Happiness.* Dana Press.（倉持武（監訳）(2005). 治療を超えて. 青木書房.）

Levy, N. (2007). *Neuroethics: Challenges for the 21st Century.* Cambridge University Press.

Libet, B. (2004). *Mind Time: The Temporal Factor in Consciousness.* Harvard University Press.（下條信輔（訳）(2005). マインド・タイム ── 脳と意識の時間. 岩波書店.）

Merkel, R. et al. (2007). *Intervening in the Brain: Changing Psyche and Society, Ethics of Science and Technology Assessment.* Springer.

Parens, E. (2006). Creativity, gratitude, and the enhancement debate. In Judy Illes (Ed.), *Neuroethics: Defining the Issues in Theory, Practice and Policy,* Oxford University Press.（創造性、感謝、エンハンスメントの議論. 高橋隆雄・粂和彦（監訳）(2008). 脳神経倫理学 ── 理論・実践・政策上の諸問題, 篠原出版新社, 所収.）

Parens, E. (2009). Toward a more fruitful debate about enhancement. In J. Savulescu & N. Bostrom (Eds.), *Human Enhancement,* Oxford; New York: Oxford University Press.

Parens, E. (Ed.) (1998). *Enhancing Human Traits: Ethical and Social Implications.* Georgetown University Press.

Persson I. & Savulescu J. (forthcoming). Moral transhumanism. *Journal of Medicine and Philosophy.*

Sandel, M. J. (2007). *The Case against Perfection: Ethics in the Age of genetic Engineering.* Harvard University Press.（林芳紀・伊吹友秀（訳）(2010). 完全な人間を目指さなくてもよい理由 ── 遺伝子操作とエンハンスメントの倫理. ナカニシヤ出版.）

Savulescu, J. & Bostrom, N. (Eds.) (2009). *Human Enhancement.* Oxford University Press.

植原亮（2008). 薬で頭をよくする社会──スマートドラッグに見る自由と公平性，そして人間性. 信原幸弘・原塑（編）脳神経倫理学の展望，勁草書房，173-200.

5　社会脳と機械を結びつける

浅田稔（編）(2011). 別冊日経サイエンス 179, ロボットイノベーション ──「動き・かたち」と「思考」のサイエンス. 日経サイエンス社.

Bird, S. J. (2005). Neuroethics. *Encyclopedia of Science, Technology and Ethics*. Mcamillan.（植原亮（訳）(2012). 脳神経倫理学. 科学・技術・倫理百科事典翻訳編集委員会（監訳）科学・技術・倫理百科事典, 丸善出版.）

Buller, T. (2011). Neurotechnology, invasiveness and the extended mind. *Neuroethics*, in press.

Clark, A. (2003). *Natural-Born Cyborgs: Minds, Technologies, and the Future of Human Intelligence*. Oxford University Press.

Clark, A. (2007). Re-inventing ourselves: the plasticity of embodiment, sensing, and mind. *Journal of Medicine and Philosophy, 32* (*3*), 263–282.

Clausen, J. (2008). Moving minds: Ethical aspects of neural motor prostheses. *Biotechnology Journal, 3*, 1493–1501.

Dennett, D. C. (1992) *Consciousness Explained*. Back Bay Books.（山口泰司（訳）(1998). 解明される意識. 青土社.）

グリーン, ロナルド・M・(2008). ゲノムからブレイノムへ ── 教訓を活かす. ジュディ・イレス（編）高橋隆雄・粂和彦（監訳）／田口修平・片岡宜子・加藤佐和（訳）脳神経倫理学 ── 理論・実践・政策上の諸問題. 篠原出版新社, 182–209.

Heersmink, R. (2011). *Embodied Tools, Cognitive Tools and Brain-Computer Interfaces Neuroethics*, in press.

Hochberg, L. R., Serruya, M. D., Friehs, G. M., Mukand, J. A., Saleh, M., Caplan, A. H., Branner, A., Chen, D., Penn, R. D., & Donoghue, J. P. (2006). Neural ensemble control of prosthetic devices by a human with tetraplegia. *Nature, 442*, 163–168.

石原孝二 (2008). 心・脳・機械 ── 脳科学技術の現在. 岩波講座哲学 05 心／脳の哲学, 岩波書店, 177–194.

礒部太一 (2009). BMI に関する脳神経倫理的問題の 2008 年度動向. 佐倉統・赤林朗（編）脳神経倫理学の議論の動向（2008 年度), 脳科学研究戦略推進プログラム, 70–79.

川人光男・佐倉統（2010）．BMI 倫理 4 原則の提案．現代化学，2010 年 6 月，21–25.
河野哲也（2008）．暴走する脳科学 ── 哲学・倫理学からの批判的検討．光文社新書．光文社．
Lebendev, M. A. & Nicolelis, M. A. L. (2006). Brain-machine interfaces: Past, present and future. *Trends in Neurosciences, 29*, 536–546.
Levy, N. (2007). Rethinking neuroethics in the light of extended mind thesis. *American Journal of Bioethics, 7-9*, 3–11.
美馬達哉（2008）．ブレイン・マシン・インターフェイスの倫理．脳 21，*11*（2），49–54，金芳堂．
Moreno, J. D. (2003). *Mind Wars: Brain Research & National Defence.* Dana Press.（西尾香苗（訳）（2008）操作される脳．アスキー・メディアワークス．）
Nicolelis, M. A. L. & Chapin, J. K. (2002). Controlling robots with the mind. *Scientific American, 287*, 24–31（思考でロボットをあやつる．浅田稔（編）別冊日経サイエンス 179, ロボットイノベーション ──「動き・かたち」と「思考」のサイエンス，76–84.）
信原幸弘（2008）．脳科学と心の機械化．哲学，*59*，91–114．日本哲学会．
小口峰樹（2009）．侵襲性概念の脳神経倫理学的検討．エンハンスメント・社会・人間性，UTCP ブックレット 8，51–65.
櫻井芳雄他（2007）．ブレイン－マシン・インターフェース最前線 ── 脳と機械を結ぶ革新技術．工業調査会．
戸田総一郎（2011）．意識障害患者における BCI ── 実現可能性を基礎付ける仮説群の検討．赤林朗（編）脳神経倫理学の議論の動向（2010 年度），脳科学研究戦略推進プログラム，4–24.
植原亮（2008a）．脳神経科学を用いた知的能力の増強は自己を破壊するか．科学基礎論研究，*35-2*，31–40，科学基礎論学会．
植原亮（2008b）．薬で頭をよくする社会 ── スマートドラッグにみる自由と公平性、そして人間性．信原幸弘・原塑（編）脳神経倫理学の展望，勁草書房，173–200.
Wolpaw, J. R. et al. (2006). BCI Meeting 2005: Workshop on Signals and

Recording Methods. *IEEE Transactions on Neural Systems and Rehabilitation Engineering, 14–2*, 138-141.

6　笑いの神経科学

Alexander, G. E., & Crutcher M. D. (1990). Functional architecture of basal ganglia circuits: Neural substrates of parallel processing. *Trends in Neurosciences, 23*, 266–271.

Arroyo, S. et al. (1993). Mirth, laughter and gelastic seizures. *Brain, 116*, 757–780.

Azim, E. et al. (2005). Sex differences in brain activation elicited by humor. *PNAS, 102*, 16496–16501.

Coulson, S. & Severens, E. (2007). Hemisphere asymmetry and pun comprehension: When cowboys have sore calves. *Brain and language, 100*, 172–187.

Coulson, S. & Williams, R. F. (2005). Hemispheric asymmetries and joke comprehension. *Neuropsychologia, 43*, 128–141.

Fried, I. et al. (1998). Electric current stimulates laughter. *Nature, 391*, 650.

Gascon, C. G., & Lombroso, C. T. (1971). Epileptic (gelastic) laughter. *Epilepsia, 12*, 63–76.

Goel, V. & Dolan, R. J. (2001). The functional anatomy of humor: Segregating cognitive and affective components. *Nature Neuroscience, 4*, 237–238.

Goel, V. & Dolan, R. J. (2007). Social regulation of affective experience of humor. *Journal of Cognitive Neuroscience, 19*, 1574–1580.

Heath, R. L. & Blonder, L. X. (2005). Spontaneous humor among right hemisphere stroke survivors. *Brain and Language, 93*, 267–276.

Hopf, H. C. et al. (1992). Localization of emotional and volitional facial paresis. *Neurology, 42*, 1918–1923.

Iwase, M. et al. (1999). Diminished facial expression despite the existence of pleasant emotional experience in schizophrenia. *Methods and Findings in Experimental and Clinical Pharmacology, 21*, 189–194.

Iwase, M. et al. (2002). Neural substrates of human facial expression of pleasant emotion induced by comic films: A PET study. *NeuroImage, 17*, 758–768.

Kohn, N. et al. (2011). Gender differences in the neural correlates of humor processing: Implications for different processing modes. *Neuropsychologia, 49*, 888–897.

Laplane, D. et al. (1977). Clinical consequences of corticectomies involving the supplementary motor area in man. *Journal of Neurological Sciences, 34*, 301–314.

LeDoux, J. E. (1987). Emotion. In N. B. Mountcastle, F. Plum, & S. R. Geiger (Eds.), *Handbook of Physiology*, Bethesda: American Physiological Society, 419–459.

LeDoux, J. E. (1996). *The Emotional Brain: The Mysterious Underpinnings of Emotional Life*. New York: Simon and Schuster. (松本元他（訳）(2003). エモーショナル・ブレイン ── 情動の脳科学. 東京大学出版会.)

Loiseau, P. et al. (1971). Gelastic epilepsy: A review and report of five cases. *Epilepsia, 12*, 313–323.

Mobbs, D. et al. (2005). Personality predicts activity in reward and emotional regions associated with humor. *PNAS, 102*, 16502–16506.

Moran, J. M. et al. (2004). Neural correlates of humor detection and appreciation. *NeuroImage, 21*, 1055–1060.

Osaka, N. & Osaka, M. (2005). Striatal reward areas activated by implicit laughter induced by mimic words in humans: A functional magnetic resonance imaging study. *Neuroreport, 16*, 1621–1624.

Osaka, N. et al. (2003). An emotional-based facial expression word activates laughter module in the human brain: A functional magnetic resonance imaging study. *Neuroscience Letters, 340*, 127–130.

苧阪直行（2010）. 笑い脳 ── 社会脳へのアプローチ. 岩波書店（岩波科学ライブラリ 166).

Panksepp, J. & Burgdorf, J. (2003). “Laughing” rats and evolutionary antecedents of human joy. *Physiology and Behavior, 79*, 533–547.

Parvizi, J. et al. (2001). Pathological laughter and crying: A link to the cerebellum. *Brain, 124*, 1708–1719.

Rapp, A. M. et al. (2008). Trait cheerfulness modulates BOLD response in lateral cortical but not limbic brain areas? A pilot fMRI study. *Neuroscience Letters, 445*, 242–245.

Reiman, E. et al. (1997). Neuroanatomical correlates of externally and internally generated human emotion. *American Journal of Psychiatry, 154*, 918–925.

Ross, R. T., & Mathiesen, R. (1998). Images in clinical medicine: Volitional and emotional supranuclear facial weakness. *New England Journal of Medicine, 338*, 1515.

Schwartz, S. et al. (2008). Abnormal activity in hypothalamus and amygdala during humour processing in human narcolepsy with cataplexy. *Brain, 131*, 514–522.

Sem-Jacobsen, C. W. (1968). Changes in mood. In W. H. Gantt (Ed.), *Depth-Eletrographic Stimulation of the Human Brain and Behavior*. Springfield: C. C. Thomas, 127–138.

Shammi, P. & Stuss, D. T. (1999). Humor appreciation: a role of the right frontal lobe. *Brain, 122*, 657–666.

志水彰 (2000). 笑い ── その異常と正常. 勁草書房.

志水彰 (2001). 笑いと脳と精神疾患. 精神経誌, *103*, 895–903.

Silbersweig, D. A. et al. (1993). Detection of thirty-second cognitive activations in single subjects with positron emission tomography: A new low-dose H2 (15) O regional cerebral blood flow three-dimensional imaging technique. *Journal of Cerebral Blood Flow and Metabolism, 13*, 617–629.

Teasdale, J. D. et al. (1999). Functional MRI study of the cognitive generation of affect. *American Journal of Psychiatry, 156*, 209–215.

Topper, R. et al. (1996). Volitional type facial palsy associated with pontine ischemia. *Journal of Neurology, Neurosurgery and Psychiatry, 58*, 732–734.

Trepel, M. et al. (1996). Voluntary facial palsy with a pontine lesion. *Journal*

of Neurology, Neurosurgery and Psychiatry, 61, 531–533.

Turner, B. M. et al. (2007). The cerebellum and emotional experience. *Neuropsychologia, 45*, 1331–1341.

7　快感脳・暴力脳・社会 ── ブレインマシン・インターフェースの余白に

Balasubramaniam, V. & Kanaka, T. S. & Ramamurthi, B. (1970). Surgical treatment of hyperkinetic and behavior disorders. *International Surgery, 54*, 18–23.

Baumeister, A. A. (2000). The Tulane electrical brain stimulation program: A historical case study in medical ethics. *Journal of the History of the Neurosciences, 9*, 262–278.

Bishop, M. P., Elder, S. T., & Heath, R. G. (1963). Intracranial self-stimulation in man. *Science, 140*. 394–396.

Blanchard, D. C. & Blanchard, R. J. (1972). Innate and conditioned reactions to threat in rats with amygdaloid lesions. *Journal of Comparative Physiological Psychiatry, 81*, 281–290.

Cannon, W. B. (1929). *Bodily Changes in Pain, Hunger, Fear and Rage: An Account of Recent Researches Into the Function of Emotional Excitement*. Appleton.

Cerletti, U. (1940). *L'Elettroshock*, Rivista Sperimentale di Frenatria Vol.I, 209–310.

Chorover, S. L. (1979). *From Genesis to Genoside: The Meaning of Human Nature and the Power of Behavior Control*. The MIT Press, Pp. 164–174.

Crichton, M. (1972). *The Terminal Man*. Rogers Coleridge and White. (浅倉久志（訳）(1993). ターミナル・マン. ハヤカワ文庫.)

Delgado, J. M. R., Roberts, W. W., & Miller, N. E. (1954). Learning motivated by electrical stimulation of the brain, *American Journal of Physiology, 179*, 587–593.

Delgado, J. M. R. (1969). *Physical Control of the Mind: Towards a Psychocivillized Society*. Harper and Row Publishers.

Genet, J. (1991). *L'ennemi déclaré*. Edition Gallimard. (鵜飼哲他（訳）

(2011). 公然たる敵. 月曜社, p. 309.)
Heath, R. G. (1963). Electrical self-stimulation of the brain in man. *American Journal of Psychiatry, 120*, 571–7.
Heath, R. G. (1972). Pleasure and brain activity in man. *Journal of Nervous and Mental Disease, 154*, 3–18.
Hess, W. H. (1954). *Diencephalon: Autonomic and Extrapyramidal Functions.* Grune and Stratton, Pp. 19–20.
James, W. (1892). *Psychology, Briefer Course.* (今田寛(訳)心理学 上・下. 岩波書店.)
川人光男(2010). 脳の情報を読み解く —— BMI が開く未来. 朝日新聞出版, 第6章.
Klein, N. (2007). *The Shock Doctrine: The Rise of Disaster Capitalism.* Metropolitan Books. (幾島幸子・村上由美子(訳)(2011). ショック・ドクトリン 上・下. 岩波書店.
Kling, A. (1972). Effects of amygdalectomy on serial-affective behavior in non-human primates, In B. E. Eleftheriou (Ed.), *The Neurobiology of Amygdala*, Plenum Press. Pp. 511–536.
Klüber, H. & Bucy, P. (1937). "Psychic blindness" and other symptoms following bilateral temporal lobectomy in rhesus monkeys. *American Journal of Physiology, 119*, 352–353.
Koch, E. R. & Kessler, W. (1974). *Am Ende Ein Neuer Mensch?.* Deutsche Verlags-Anstalt GmbH. (宇野昌人・堀映(訳)(1980). 生物医学の悪夢. 朝日選書, Pp. 175–177.)
LeDoux, J. (1996). *The Emotional Brain: The Mysterious Underpinning of Emotional Life.* Simon and Schuster. (松本元・川村光毅(訳)(2003)エモーショナル・ブレイン —— 情動の脳科学. 東京大学出版会.)
LeDoux, J. (2002). *Synaptic Self: How Our Brains Become Who We Are.* Viking Penguin. (森憲作(監修), 谷垣暁美(訳)(2004). シナプスが人格をつくる —— 脳細胞から自己の総体へ. みすず書房.)
MacLean, P. D. (1990). *Triune Brain in Evolution: Role in Paleocerebral Functions.* Plenum. (法橋登(訳)(1994). 三つの脳の進化 —— 反射脳・

情動脳・理性脳と人間らしさの起源．工作舎．）
Mark, V. E. & Erwin, F. R. (1970). *Violence and the Brain.* Harper and Row.
McCoy, A. W. (2006). *A Question of Torture: CIA Interrogation, From the Cold War to the War on Terror.* Henry Holt and Co.
美馬達哉（2010）．脳のエシックス ― 脳神経倫理学入門．人文書院．
美馬達哉（2012）．脳と行動．霜田求・虫明茂（編）シリーズ生命倫理学 第12巻　先端医療．丸善出版，Pp. 167–193.
Moan, C. E. & Heath, R. G. (1972). Septal stimulation for the initiation of heterosexual behavior in a homosexual male. *Journal of Behavior Therapy and Experimental Psychiatry, 3,* 23–30.
Mogenson, G. (1980). From motivation to action: Functional interface between the limbic system and the motor system. *Progress in Neurobiology, 14,* 69–97.
Moreno, J. D. (2006). *Mind Wars: Brain Research and National Defense.* Dana Press.（久保田競（監訳）（2008）．操作される脳．アスキーメディアワークス．）
Nahm, F. K. D. (1997). Heinrich Klüber and the temporal lobe syndrome. *Journal of the History of the Neurosciences, 6,* 193–208.
Narabayashi, H., Nagao, T., Saito, Y., Yoshida, M., & Nagahata, M. (1963). Stereotaxic amygdalectomy for behavior disorders. *Archives of Neurology, 9,* 1–16.
Olds, J. & Milner, P. (1954). Positive reinforcement produced by electrical stimulation of septal areas and other regions of rat brain. *Journal of Comparative & Physiological Psychology, 47,* 419–427.
苧阪直行（2010）．笑い脳 ― 社会脳へのアプローチ．岩波書店．
Panksepp, J. (1971). Aggression elicited by electrical stimulation hypothalamus in albino rats. *Physiology & Behavior, 6,* 321–329.
Papez, J. W. (1937). A proposed mechanism of emotion. *Archives of Neurology & Psychiatry, 79,* 217–224.
Rosvols, H. E., Mirsky, A. F., & Pribram, K. (1954). Influence of amygdalectomy on social behavior in monkeys. *Journal of Comparative*

Physiological Psychiatry, 47, 173–178.
Sano, K. (1963). Sedative neurosurgery, ***Neurologia, 4***, 112–142.
佐野圭司（1963）．沈静的脳手術．神経研究の進歩，*7*，615–636.
Valenstein, E. S. (1973). ***Brain Control.*** JohnWily and Sons.

8　刑法における嫌悪感情の役割と社会脳

Chapman, H. A., Kim, D. A., Susskind, J. M., Anderson, A. K. (2009). In bad taste: Evidence for the oral origins of moral disgust. ***Science, 323***, 1222–6.
Devlin, P. (1965). ***The Enforcement of Morals.*** New York: Oxford University Press.
Eskine, K. J., Kacinik, N. & Prinz, J. J. (2011). A bad taste in the mouth: Gustatory disgust influences moral judgment. ***Psychological Science, 22***, 295–9.
Fiske, S. T., Cuddy, A. J. C., Click, P. (2006). Universal dimensions of social cognition: Warmth and competence. ***TRENDS in Cognitive Sciences, 11***, 77–83.
Johnson, P. (2010). Law, morality, and disgust: The regulation of 'extreme pornography' in England and Wales. ***Social & Legal Studies, 19***, 147–163.
Harris, L. T. & Fiske, S. T. (2006). Dehumanizing the lowest of the low: Neuroimaging responses to extreme out-groups. ***Psychological Science, 17***, 847–53.
— (2007). Social groups that elicit disgust are differently processed in mPFC. ***Social Cognitive and Affective Neuroscience, 2***, 45–51.
— (2011a). Perceiving humanity or not: A social neuroscience approach to dehumanized perception. In A. Todorov, S. T. Fiske, & D. A. Prentice (Eds.), ***Social Neuroscience: Toward Understanding the Underpinnings of the Social Mind.*** New York: Oxford University Press, 123–34.
— (2011b). Dehumanized perception: A psychological means to facilitate atrocities, torture, and genocide? ***Zeitschrift für Psychologie/Journal of Psychology, 219***, 175–81.
Hart, H. L. A. (1963). ***Law, Liberty and Morality.*** Oxford: Oxford University

Press.
伊藤豊（2007).「イギリスにおけるホモセクシュアリティ合法化の問題──『ウォルフェンデン報告書』を読む」『同志社法学』59巻2号, 195–220.
Kahan, D. M. (1998). The anatomy of disgust in criminal law. *Michigan Law Review, 96*, 1621–1657.
Kahan, D. M. & Nussbaum, M. C. (1996). Two concepts of emotion in criminal law. *Columbia Law Review, 96*, 269–374.
Kass, L. R. (1998). The wisdom of repugnance: Why we should ban the cloning of humans. *Valparaiso University Law Review, 32*, 679–705.
児玉聡（2010).『功利と直観──英米倫理思想史入門』勁草書房.
Mill, J. S. (1859). On Liberty. In J. S. Mill. (1977). *Essays on Politics and Society*. Toronto and Buffalo: University of Toronto Press.（山岡洋一（訳）(2011).『自由論』日経BP社.)
Moll, J., de Oliveira-Souza, R., Moll, F. T., Ignácio, F. A., Bramati, I. V., Caparelli-Dáquer, E. M., & Eslinger, P. J. (2005). The moral affiliations of disgust: A functional MRI study. *Cognitive and Behavioral Neurology, 18*, 68–78.
Nussbaum, M. C. (2004). *Hiding from Humanity: Disgust, Shame, and the Law*. Princeton: Princeton University Press.（河野哲也（監訳）(2010).『感情と法──現代アメリカ社会の政治的リベラリズム』慶應義塾大学出版会.)
裁判所（2010).「裁判員制度Q&A」(http://www.saibanin.courts.go.jp/qa/c1_1.html：2012年2月6日確認)
司法制度改革審議会（2001).「司法制度改革審議会意見書、Ⅳ 国民的基盤の確立」(http://www.kantei.go.jp/jp/sihouseido/report/ikensyo/iken-4.html：2012年2月6日確認)
Schnall, S., Haidt, J., Clore, G. & Jordan, A. (2008). Disgust as embodied moral judgment. *Personality and Social Psychology Bulletin, 34*, 1096–1109.
Susskind, J. M., Lee, D. H., Cusi, A., Feiman, R., Grabski, W. & Anderson, A. K. (2008). Expressing fear enhances sensory acquisition. *Nature Neuroscience, 11*, 843–50.
Taylor, K. (2007). Disgust is a factor in extreme prejudice. *The British*

Journal of Social Psychology, 46, 597–617.

Wolfenden, J. et al. (1963). The Wolfenden report: Report of the Committee on Homosexual Offenses and Prostitution. 1963, New York: Stein and Day.

Zhong, C. & Liljenquist, K. (2006). Washing away your sins: Threatened morality and physical cleansing. *Science, 313*, 1451–2.